肝结节与肝肿瘤

——科普就医一本通

周迪　李俊　马飞　主编　　　龚健　林建波　宋瑞梅　执行主编

LIVER HEALTH

同濟大學出版社
TONGJI UNIVERSITY PRESS
·上海·

肝结节与肝肿瘤——科普就医一本通
Ganjiejie yu Ganzhongliu – Kepu Jiuyi Yibentong

主　　编　周　迪　李　俊　马　飞
执行主编　龚　健　林建波　宋瑞梅

责任编辑　朱润超
助理编辑　徐艺峰
责任校对　徐逢乔
封面设计　唐思雯

出版发行　同济大学出版社　www.tongjipress.com.cn
（地址：上海市四平路1239号　邮编：200092　电话：021-65985622）
经　　销　全国新华书店
排　　版　上海三联读者服务合作公司
印　　刷　上海安枫印务有限公司
开　　本　889mm×1194mm　1/32
印　　张　3.5
字　　数　74 000
版　　次　2024年4月第1版
印　　次　2024年4月第1次印刷
书　　号　ISBN 978-7-5765-0999-1
定　　价　50.00元

图书在版编目（CIP）数据

肝结节与肝肿瘤：科普就医一本通 / 周迪，李俊，马飞主编. — 上海：同济大学出版社，2024.4
ISBN 978-7-5765-0999-1

Ⅰ. ①肝… Ⅱ. ①周… ②李… ③马… Ⅲ. ①肝疾病—诊疗 ②肝脏肿瘤—诊疗 Ⅳ. ①R575 ②R735.7

中国国家版本馆CIP数据核字（2024）第071249号

同济大学附属第十人民医院肝胆外科简介

同济大学附属第十人民医院（上海市第十人民医院）肝胆外科是普外亚专科，为医院的重点学科之一，拥有同济大学、南京医科大学、苏州大学以及安徽医科大学博士和硕士点。在学科带头人李俊教授的带领下，目前已发展成为医疗技术力量雄厚，学科人才梯队合理，集医疗、教学、科研于一体的肝胆外科专业科室。

科室拥有核定床位68张，医护人员35人，医师中有高级职称12人、中级职称7人、初级职称16人，其中博士12人、硕士5人，博士生导师1人、硕士生导师3人。科室年均完成肝胆恶性肿瘤手术200余例，其中腹腔镜微创手术率超过60%。2023年科室的肝脏恶性肿瘤手术量在上海各大三级甲等医院中排名前十。此外，科室胆道良性疾病的腹腔镜微创手术具有创伤小、住院时间短、费用低的优势，手术量达年均1700余例，常年位居上海市三级甲等医院前五位，科室已成为沪上较为知名的肝胆微创外科治疗中心之一。

科室是我国“国家肝癌规范诊疗试点单位”之一，坚持以“全病程治疗+全平台技术”理念服务广大肝胆恶性肿瘤病人，对于早期病人，采取“微创优先”的治疗策略，减少痛苦，加快恢复。对于初始评估为不可切除的中、晚期肝胆肿瘤病人，坚持以多学科协作模式（MDT）、“内外结合”的个体化治疗理念，通过综合运用传统的放疗、化疗、介入治疗，以及新型的靶向治疗、免疫治疗进行转化治疗，结合现代肝胆外科解剖性肝切除、经皮门静脉栓塞（PVE）、联合肝脏离断及门脉结扎的分次肝切除术（ALPPS）等新技术，已经使许多晚期肝胆恶性肿瘤病人重获新生，长期生存。

全科医务人员团结奋进、勇于创新，以“病人利益高于一切”的理念，把“白求恩精神”作为支柱，为把十院肝胆外科建设成为国内一流的现代化专业学科而努力奋斗。

主编简介

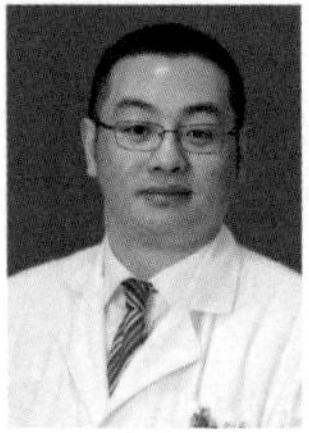

周　迪

同济大学附属第十人民医院肝胆外科副主任医师。毕业于上海交通大学医学院，从事肝胆胰外科临床一线工作19年。2016年获得外科学博士学位，师从我国著名肝胆外科专家全志伟教授。2018年在日本东京大学医学部附属医院肝胆胰外科进修培训，学习并掌握术中超声及解剖性肝切除技术。专业擅长：肝癌及大肠癌肝转移、胆道良恶性疾病的腹腔镜微创手术治疗，熟练掌握腹腔镜超声定位下肝胆系统恶性肿瘤的射频消融等技术。每年完成肝胆胰恶性肿瘤手术百余台，在中晚期肝癌、大肠癌肝转移、胆囊癌、胆管癌的综合治疗方面积累了丰富经验。目前担任中国医师协会外科医师分会胆道外科专家工作组青年专家委员。承担国家自然科学基金项目1项，上海交通大学医工交叉研究项目1项，发表SCI论文10余篇。主编著作2部。专家门诊时间：周三下午（兼肝结节及肝肿瘤门诊）、周六上午（兼肝结节及肝肿瘤门诊）。

主编简介

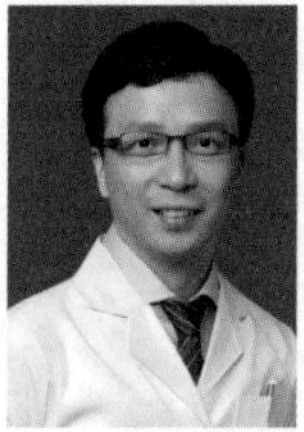

李　俊

同济大学附属第十人民医院肝胆胰外科主任，主任医师。主要从事肝脏和胆道恶性肿瘤的临床和基础研究。曾在第二军医大学（现海军军医大学）东方肝胆外科医院学习工作20年，师从我国肝脏外科著名专家沈锋教授，2014年曾任我国肝胆外科开拓者、中国科学院院士吴孟超教授的医疗工作秘书。专业擅长：肝胆恶性肿瘤的手术根治与综合治疗。每年主刀完成各类肝胆恶性肿瘤（肝癌、肝内胆管癌、肝门部胆管癌、胆囊癌等）手术治疗200余例，包括扩大半肝切除、肝门部胆管癌和胆囊癌根治术、腹腔镜下半肝切除等复杂肝胆外科手术。现任中国抗癌协会肝癌专业委员会青委会副主任委员、中国研究型医院学会普通外科学专业委员会青委会副主任委员和中国抗癌协会胆道肿瘤专业委员会委员等学术职务。专家门诊时间：周一上午、周三上午。

主编简介

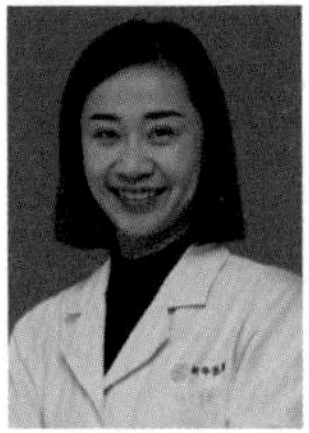

马 飞

上海交通大学医学院附属新华医院肿瘤科副主任医师。2001年毕业于上海交通大学医学院，2007年于上海交通大学医学院获肿瘤学硕士学位，2014年于第二军医大学（现海军军医大学）获肿瘤学博士学位，师从我国著名肿瘤学专家王雅杰教授。专业擅长：消化系统肿瘤的诊治，特别是胆囊癌的早期诊断及综合治疗。承担国家自然科学基金青年项目1项，上海交通大学医工交叉研究项目1项，上海市卫建委局级项目1项，发表SCI论文20余篇。

执行主编简介

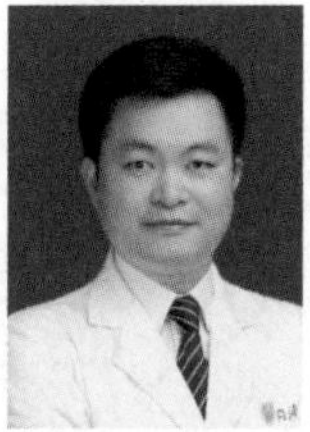

龚　健

上海市第十人民医院肝胆胰外科副主任医师，主要从事胆石症及肝胆胰肿瘤的临床诊治工作。2009年毕业于同济大学医学院，外科学博士。专业擅长：胆囊结石、胆总管结石的微创手术治疗，在肝胆胰肿瘤的综合治疗领域也积累了丰富的临床经验。以第一作者在国内外期刊发表论文12篇，其中SCI收录9篇，另发表科普论文1篇。主持多项院级科研课题，作为主要参与者完成多项国家级及上海市科研课题。专家门诊时间：周五下午。

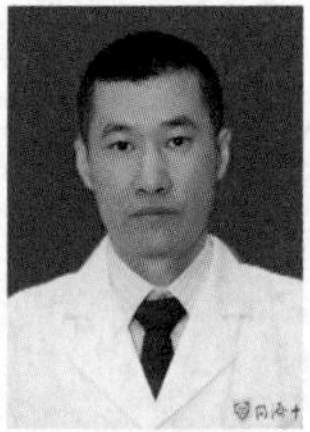

林建波

同济大学附属第十人民医院肝胆胰外科主治医师。临床医学硕士，毕业于第二军医大学（现海军军医大学），曾供职于东方肝胆外科医院。专业擅长：肝胆胰肿瘤、胆道结石等的诊断及外科治疗，在国内外医学杂志发表论文数篇。

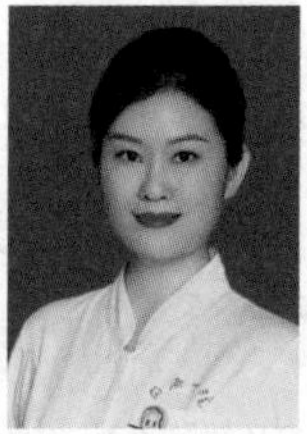

宋瑞梅

同济大学附属第十人民医院肝胆外科护士长。同济大学硕士研究生导师，同济大学讲师，美国俄亥俄州立大学访问学者，中国抗癌协会肝胆肿瘤整合护理专委会委员，上海市护理学会外科专委会委员（2016—2020）。专业擅长：肝胆外科大手术及重症病人的围手术期护理、肝胆恶性肿瘤病人的营养支持和护理、ERAS在肝胆外科围手术期的应用；主持课题2项，发表核心期刊论文20余篇，发表SCI论文1篇。主编著作1部，副主编著作1部，参编著作3部。

前 言

随着社会经济发展水平的不断提升和人民医疗保健意识的增强，越来越多的肝结节在日常体检中被发现和诊断。由于肝结节的种类繁多，病因复杂，人们对于肝结节的确切概念，以及肝结节与肝肿瘤的关系常常感到十分困惑。为此，我们上海市第十人民医院肝胆外科医护团队编写了这本《肝结节与肝肿瘤——科普就医一本通》，希望借此书普及肝结节和肝肿瘤的相关医学知识，方便人们就医。

本书从“什么是肝结节？”“肝结节和肝肿瘤如何分类？”入手，简明扼要地介绍了包括“肝囊肿”“肝血管瘤”“肝腺瘤”“肝硬化”“原发性肝癌”和“转移性肝癌”等十余种常见肝结节和肝肿瘤的病因、发病机制、症状等科普知识。在此基础上，从方便病人就医的实用性出发，结合各种临床案例，介绍了肝结节就诊前需做哪些准备，各类肝结节和肝肿瘤的检查和诊断方法、治疗原则、日常饮食和护理常识。考虑到目前微创技术以及综合治疗理念在肝结节和肝肿瘤诊疗中日益普及的现状，对于常用的外科微创技术和多学科诊疗模式也作了简要的介绍。

我们衷心希望，本书的问世能为广大肝结节和肝肿瘤病人提供科学和实用的知识，增进医患交流，加强病人战胜疾病的信心。由于医学科学技术在飞速发展，编写者的水平所限，本书难免存在疏漏之处，恳请广大读者不吝赐教，以便再版时纠谬补遗。

周迪　李俊　马飞

2023 年 7 月

引 言

随着生活水平和医疗技术的日益提高，许多人将体检作为自己“健康投资”的必选项目，很多单位也将此作为基本的“员工福利”。在健康体检过程中，相信许多人都遇到过下面的情况。

近日，51岁的罗女士和同事张小姐完成了单位体检。两人拿到腹部超声报告后都大吃一惊。罗女士的报告上这样描述：肝脏右后叶见一个1.5 cm × 1.3 cm大小的无回声结节。张小姐的报告更令她寝食难安，因为在她的肝内发现了一个直径4.3 cm的实质性结节，建议进一步检查。两人在第二天就一同前往医院挂了门诊，焦急地询问医生是不是得了肝癌？经过详细问诊和进一步的CT检查，医生告诉罗女士和张小姐，她俩都没得肝癌，只是有肝囊肿和肝血管瘤。张小姐仍然将信将疑，说她家隔壁邻居的B超报告也是6~7 cm的“肝结节”，结果就是肝癌，最后还做了大手术。那么，日常体检报告里很常见的“肝结节”到底是什么？和肝肿瘤有什么关系？为什么有的是恶性的，有的是良性的？为什么有的不需要处理，有的需要马上手术切除？此外，“肝结节”能预防吗？相信这些问题都是大家想了解的吧。下面，就请跟随本书，一点一点揭开“肝结节”的真面目吧。

目　录

目　录

目 录

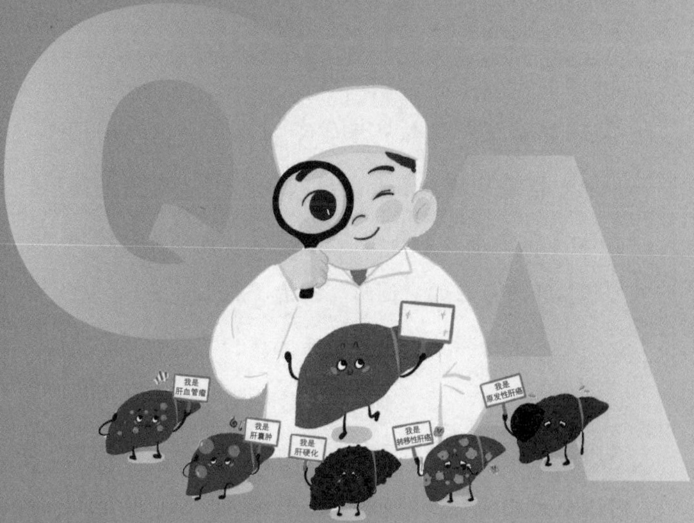
Q
A
我是
肝血管瘤
我是
肝囊肿
我是
肝硬化
我是
转移性肝癌
我是
原发性肝癌

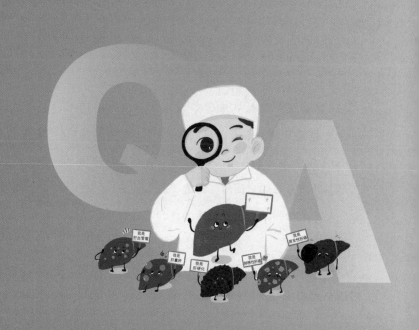

问题1

究竟什么是肝结节?

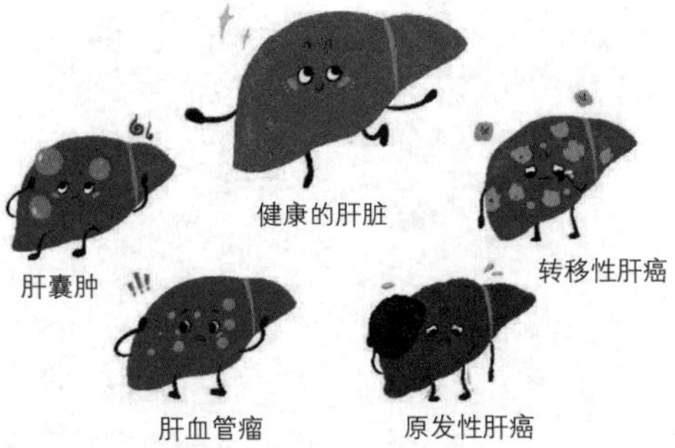

“肝结节”虽然是医学专用名词，但这个词的含义非常笼统，多数出现在B超、CT或磁共振（MRI）报告单上。因此，“肝结节”首先是影像学上形容肝内存在的“圆形”或者“球形”病灶的概念，而不是特指某一种肝脏疾病。和“肝结节”类似的说法还有“肝占位”“肝病灶”“肝病损”等。不同医学影像技术对同一个“肝结节”的专业描述用语也大相径庭。例如，在B超报告单上，可能写成“低回声结节影”；在CT报告单上，可能写成“低密度结节灶”；而在磁共振报告单上，可能写成“低信号结节”，这些都是指“肝结节”，只是检查技术和手段不同而已。

关于“肝结节”和“肝占位”等名词，非医学专业人士只需要知道，对于肝上检查出来的各种各样的病灶，临床上有一个约定俗成的叫法，就是小一点的叫“结节”，大一点的叫“占位”。但是一定要注意:“肝结节”不等于“肝肿瘤”，仅有一小部分“肝结节”属于“肝肿瘤”。

“肝结节”可能是由多种因素造成的，比较复杂。首先，是先天性因素，比如“肝囊肿”和“血管瘤”，很多正常人生下来就有，一般是良性的，在临床上也属于广义的“良性肿瘤”范畴，肝脏其余部分不存在异常或病变。

其次，是由于肝胆系统的急、慢性炎症导致的“结节”或“占位”，比如还没成熟的“肝脓肿”，常常继发于合并糖尿病、胆道结石、急性或亚急性胆管炎的病人，和肝内细菌感染有关。此外，受乙肝、丙肝等肝炎病毒感染的肝脏，会发生肝硬化，控制不佳的病人会出现肝硬化结节。

而最后剩下的那部分“肝结节”，才是真正意义上的良、恶性肝脏肿瘤。良性的肝肿瘤，比如肝腺瘤、肝脏局灶性结节增生（FNH）等，常见于育龄期女性，肝腺瘤还与避孕药的使用有关。恶性的肝肿瘤性结节，又分为原发性和继发性两种。所谓原发性，就是从肝脏内部自发产生的恶性肿瘤，比如前面提到的在肝硬化基础上发生的肝细胞肝癌。除了肝炎病毒引起的肝硬化，长期酗酒导致的酒精性肝硬化也可演化为肝癌。而继发性肝癌，是指全身其他部位的恶性肿瘤转移到肝脏产生的恶性肿瘤，是原发肿瘤发展到晚期的标志。比如，大肠癌肝转移、胃癌肝转移、胰腺癌肝转移、乳腺癌肝转移等。

综上所述，如果大家遇到报告单上有“肝结节”这三个字，先不要恐慌，切忌病急乱投医，应及时前往正规医疗机构找专业肝胆外科或内科医生就诊，明确性质后再决定是否需要治疗以及用何种方式治疗。

Q 问题2

查出肝结节后怎么办?

关于肝结节，大家肯定遇到或听到过下面的情况，“肝结节？哦，是肝囊肿呀，没关系的，不用管。”“血管瘤呀，吓人的，会破掉大出血的吧？”“我得过结肠癌，现在B超说肝里面有个结节，不会是转移了吧？吓死人了！”……

其实，单纯以肝结节的“良、恶性”来判断其是否需要治疗并不科学。当然，恶性的“肝结节”需要及时就医。但是，对于良性的“肝结节”，也建议让专业的肝胆科医生给病人提出指导意见。以肝囊肿、肝血管瘤这些临床上常见的“肝结节”为例，一位老年肝囊肿合并糖尿病的病人，平时不需要特殊的处理，但是当他的抵抗力下降，囊肿内部出现细菌感染，演变成了肝脓肿的时候，就需要用抗炎药物治疗，在脓肿较大、吸收不良的情况下，需要穿刺引流“放脓”，甚至手术引流。不及时治疗同样会危及生命。又比如，小的肝血管瘤一般无需处理，定期随访即可。但是，对于巨大的或者解剖位置不佳的血管瘤，可能由于外伤破裂或导致严重的凝血功能障碍危及生命，也需要手术处理。

因此，当拿到印有“肝结节”的报告时，切忌病急乱投医，或自行上网进行“诊断”。这样做容易被误导，也无法解决自己内心的焦虑，只会越看越心烦，这时应向专业的肝胆外科医生咨询或前往医院就诊。

Q 问题3

因“肝结节”就诊时需要做哪些准备？

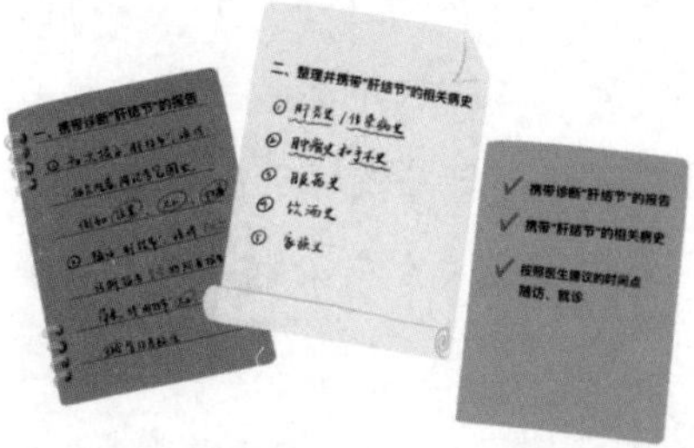

普通人发现自己有肝结节，心里一定很慌张。大医院门诊病人太多，往往和医生讲不了几句话，因此很多人即使看了医生之后心里也没底，导致四处就医，花费甚巨。那么，为了在有限的看诊时间内获得良好的医疗建议，我们在就诊“肝结节”前应该做好以下准备。

1.携带诊断“肝结节”的报告

（1）如果是体检报告初次提示“肝结节”，请将相关内容用记号笔圈出，例如肝结节的位置、大小、性质等信息。

（2）如果是随访“肝结节”，请将自初次诊断“肝结节”至今的报告一并携带，如能将每次描述“肝结节”的大小、形态等信息清晰标注，则能方便医生查看、比较，事半功倍。

2.整理并主动说明“肝结节”的相关病史

（1）肝炎史/传染病史：有乙肝、丙肝病史的病人，最好能提供乙肝二对半、乙肝病毒定量（HBV-DNA）、丙肝抗体水平等相关报告，这些资料对于鉴别诊断肝癌或肝硬化结节有重要意义。此外，在我国，血吸虫感染也是导致肝硬化的重要因素。

（2）肿瘤史和手术史：对于曾有恶性肿瘤病史或相关手术史的病人，请携带与此相关的出院小结、手术记录以及病理报告。医生将从上述资料中确定病人原发肿瘤的恶性程度、病理分期、手术情况等，以此来判定肝内结节是否为原发肿瘤转移所导致。

（3）服药史：一些肝结节（如肝腺瘤），已经被证明与长期服用避孕药或激素有关。

（4）饮酒史：特别是长期、大量摄入白酒、黄酒者。

（5）家族史：对于有慢性肝病、肝胆恶性肿瘤等家族遗传史的病人，也应主动向医生说明。

3. 定期随访

当医生向病人提出"肝结节"需要定期随访时，千万不要嫌麻烦、图省事。一定要按医生建议的时间点来随访、就诊，带全资料，这样可以防止大部分"小结节"变成"大占位"，良性"结节"变成"恶性肿瘤"，从而贻误最佳的治疗时机。

Q 问题4

为什么诊断肝结节需要做不同类型的影像学检查？

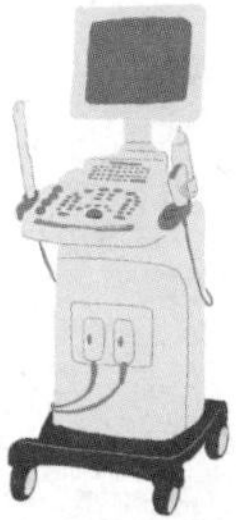

B超：最常用的检查“肝结节”手段；优点：便捷、廉价、无创、无痛；缺点：容易漏诊，需要CT或磁共振加以明确

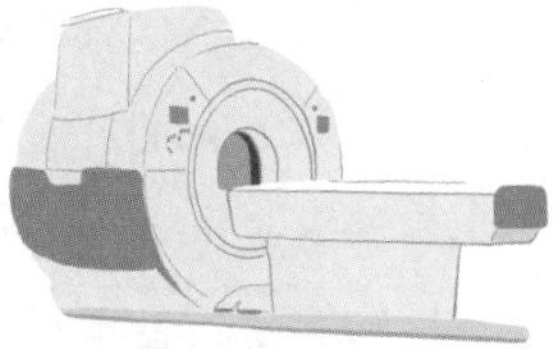

CT/磁共振：满足术前评估的要求；PET-CT：更多适用于已经确诊恶性肿瘤，但需要排除全身转移的手术病人或者晚期癌症病人

相信大多数人的“肝结节”都是通过B超发现的。有时病人拿着B超报告去医院就诊时，却被告知还要做CT或者磁共振。那么，究竟为什么诊断“肝结节”需要结合不同的影像学技术呢？

首先，各种影像学技术具备的优、劣势不同。比如：B超是最常用的检查“肝结节”的手段，其优势是便捷、价廉、无创、无痛等。所以普遍作为单位体检、初诊筛查的技术手段。对于肝囊肿具有比较可靠的诊断效力。但是，B超检查受操作医生技术水平、胃肠道气体、体位变化、肥胖程度、既往手术史等影响很大。对于具备上述特殊因素的病人，即使是简单的疾病，B超检查的结果也不一定准确，容易漏诊，需要CT或磁共振加以明确。

其次，检查的目的不同。比如：一个“肝血管瘤”病人，如果是初步诊断，B超往往已经可以达到目的。但是，如果决定动手术，那么为了手术安全，外科医生就要搞清楚这个病人血管瘤的解剖特点，以及他的肝胆系统是不是长得和一般人不一样，也就是专业上称为“解剖变异”的情况。这时候B超就不够用了，甚至简单的CT平扫也不行，可能需要增强CT或磁共振检查，也就是“血管里打造影剂”的CT或磁共振才能满足手术前评估的要求。

最后，不是检查越昂贵，诊断能力就越强。临床上，我们经常可以遇到这样的病人，他们刚查出“肝结节”，就希望直接做“PET-CT”排除“肝癌”。理由是PET-CT价格昂贵，检查结果肯定是最可靠的，与其又是B超，又是CT、磁共振，还不如一步到位，直接做PET-CT检查。其实，这是一个常见的误区，临床上，PET-CT更多适用于已经确诊恶性肿瘤，但需要排除全身转移的晚期癌症病人。

总而言之，医生为“肝结节”病人开具影像学检查，一定是从最便于诊断、最科学、性价比尽可能高的角度出发。

Q 问题5

肝囊肿是肿瘤吗?

2022年12月，国家调整新冠肺炎预防政策后，很多小伙伴都“阳”了一遍，有的还因为剧烈咳嗽去医院做了肺部CT。董小姐也不例外，没想到，虽然CT提示她的肺部炎症已经处于“阳康”状态，但是肝脏上却发现许多“低密度”结节影。董小姐吓坏了，立马来到大医院的专家门诊就诊。医生一看CT，和董小姐说:“先不用担心，我觉得肝囊肿可能性大，去做个B超吧。如果的确是肝囊肿，这么小的话也不必担心。”最后，B超果然提示董小姐的肝结节是囊肿。

那么，肝囊肿究竟是什么东西?它属于肝肿瘤吗?

严格来说，肝囊肿属于肝脏最常见的“良性病变”之一，单纯的肝囊肿不会变成恶性肿瘤，和普通人意识当中的“肿瘤”不是一回事。肝囊肿女性病人更多，男女之比为1∶1.5。

从发育学角度看，大部分的肝囊肿是先天性的，是在胚胎时期，肝脏内部的迷走胆管或者淋巴管发育异常所致。其余少数是后天性的，是由外伤、肝脏手术、慢性炎症、寄生虫或细菌感染产生的。需要注意鉴别的是肝脏或胆道肿瘤引起的继发性囊肿，但发生率较低。

单纯的肝囊肿在组织结构上由外层的胆管上皮细胞覆盖，内部为清亮的组织液，可以理解为肝脏里面的“水泡”。如果囊肿发生感染，则液体可能会变为脓性；若囊肿内部发生破裂出血，也可为血性液体；若囊肿和胆管相通，也可能含有金黄色的胆汁。

Q 问题6 诊断肝囊肿需要做哪些检查?

1. B超

B超是诊断肝囊肿的首选检查，简单易行。大家如果去看B超报告，一般可以发现肝囊肿的典型超声表现是“无回声结节”，囊壁薄，边缘光滑，边界清晰，结节后方回声增强。B超还能提示囊肿内部囊液的性质，例如感染的囊肿，囊液内部回声可变浑浊；出血性的囊肿，可能显示有血块回声等。超声检查还能鉴别囊肿内部有无分隔，即“单房性”还是“多房性”囊肿。这对于手术规划很有意义。

如B超发现囊肿内部有可疑的“息肉样”“乳头样”回声，或者与囊肿相关的胆道扩张征象等，则需要和肿瘤造成的囊肿相鉴别。

- 注意事项：做B超检查前需空腹6～8个小时。

2. 增强CT和磁共振

CT一般不作为肝囊肿检查的首选项目。而且需注意相比B超，一般的平扫CT在诊断肝囊肿方面并无优势，因此建议进行增强CT检查，其作用如下：

（1）肝囊肿手术前的规划

增强CT不仅可完整显示肝囊肿内部的结构，还能清晰显示囊肿周边的血管、胆管等结构，便于外科医生进行风险预判，安全地进行手术，避免损伤重要解剖结构。

（2）肝胆系统囊性肿瘤的鉴别诊断

肝囊肿需要与肝囊腺瘤及囊腺癌相鉴别。后两者的CT表现为更典型的多房囊性结节，有分隔、囊内有“息肉样”软组织肿块影、乳头状突起、厚而粗糙的钙化等。囊肿压迫周边时可能出现扩张的胆管等。

磁共振和CT的作用类似，因此也不建议将磁共振作为肝囊肿的首选检查方法。

- 注意事项：做磁共振检查前需空腹6～8个小时。

问题7

肝囊肿需要和哪些疾病区分?

1. 多囊肝

单从字面的意思看，多囊肝是肝脏里有许多囊肿的意思。但实际上，多囊肝是一种常染色体显性遗传病，其病因为胆道系统的异常发育。临床上，多囊肝病人还可合并许多脏器的囊肿，如肾脏、胰腺、脾脏和卵巢的囊性病变。多囊肝合并多囊肾的致病基因在第16对常染色体上，孕妇产检时可检测。在胚胎期，多囊肝病人的小叶内胆管没有退化或不与小叶外胆管相通而导致囊液积聚，囊肿形成，这一改变是多发性的。

严重的多囊肝B超或CT表现为肝内的弥漫性的囊性病灶，囊肿间仅残留少部分正常肝细胞。严重的多囊肝可导致囊肿压迫肝脏脉管结构，导致肝功能损伤，出现腹痛、腹胀、腹水、黄疸等肝功能衰竭表现。治疗多依靠手术，严重的多囊肝需要肝移植。

2.肝包虫病

肝包虫病是一种寄生虫感染性疾病，有明显的地域性。在我国，肝包虫病高发于新疆、青海、西藏等畜牧业发达地区。随着自助游和野营生活体验的流行，对于城市人口的感染也应引起重视。人感染包虫病的主要诱因是接触野生的狗、狼、狐等生物身上的寄生虫而误食其虫卵引起，虫卵在人的胃和十二指肠内孵化，幼虫成长后进入门静脉至肝，导致肝包虫病。包虫性肝囊肿长大后，可压迫邻近脏器，并发生感染等。囊肿破裂也可引起出血、囊液过敏致休克，腹腔播散引起腹膜炎、肠道阻塞等并发症。治疗以手术为主。

3.肝囊腺瘤与肝囊腺癌

肝囊腺瘤与囊腺癌的病因未明，属于较为罕见的肿瘤性肝囊肿，40岁以上女性多发。肝囊腺癌一般是在囊腺瘤的基础上发展、恶变而来。肝囊腺瘤生长缓慢，体积较小时无特殊症状，一般为体检时发现。肿瘤长大时可有腹部包块、隐痛、腹胀、食欲下降等表现。若肿瘤压迫胆管可有黄疸；囊肿内部也可出血、感染导致急性腹痛、发热等。肝囊腺瘤与肝囊腺癌一经诊断，需要尽早手术切除。

Q 问题8

肝囊肿什么时候需要手术治疗?

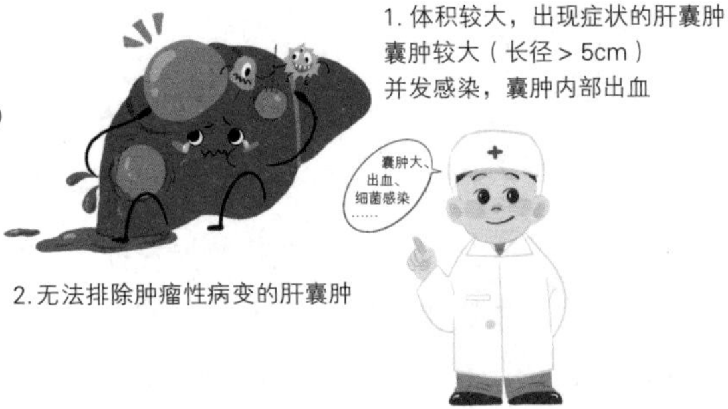

一般来说，经医生诊断的体积较小、无特殊症状的单纯性肝囊肿无需手术治疗，仅需3～6个月随访B超等影像学检查即可。出现以下情况的肝囊肿需要手术治疗：

1. 体积较大，出现症状的肝囊肿

- 囊肿较大（长径 > 5cm），出现黄疸、腹痛等压迫症状者，可行肝囊肿开窗术。
- 并发感染、囊肿内部出血、囊液为胆汁者，可行肝囊肿开窗加置管引流术。
- 若囊肿为多发，占据肝脏一叶，且剩余残肝体积足够，可考虑行肝叶切除。
- 严重的多囊肝需要肝移植治疗。

2. 无法排除肿瘤性病变的肝囊肿

若肿瘤指标、影像学等检查提示无法排除肿瘤性的肝囊肿，也应考虑手术治疗。

3. 其他

年老体弱或重要器官功能不全，无法耐受麻醉和手术风险的肝囊肿病人可考虑穿刺引流等措施，但单纯的穿刺引流术后囊肿容易复发。

Q 问题9

什么是肝囊肿开窗引流术？

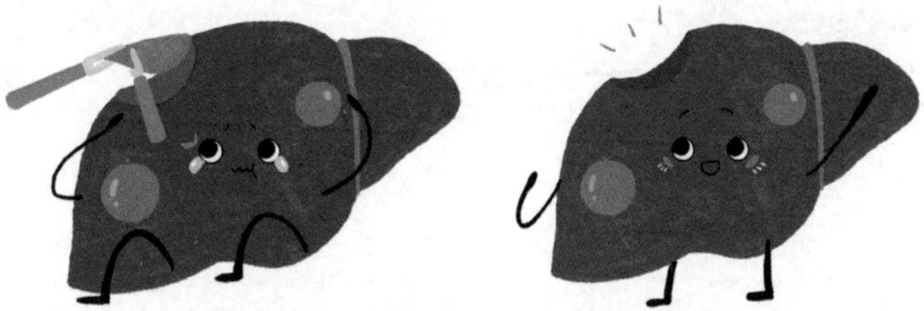

所谓的开窗引流，就是把“水泡”顶部的“皮”剥掉，“水泡”里的水吸掉就可以了，最快半小时就可以解决问题。

肝囊肿开窗引流术是治疗单纯性肝囊肿最常用的方式。如病人既往没有腹部手术或炎症造成的显著粘连，且囊肿突出于肝脏表面，则可运用腹腔镜完成该手术，具有微创、恢复快、性价比高的特点。

打个比方，肝囊肿就像是肝脏里长了一个“水泡”，“水泡”外面包裹着一层“皮”，而且这层皮的表面突在肝脏外面。所谓的开窗引流，就是把“水泡”顶部的“皮”剥掉，把“水泡”里的水吸掉，最快半小时就可以解决问题，大部分病人术后2～3天就可以出院。

问题10
什么是肝血管瘤?

肝血管瘤是一种很常见的肝脏良性肿瘤，临床上最常见的是以瘤体充满海绵空泡状间隙为特征的“海绵状血管瘤”。体积较小的血管瘤基本没有临床症状，一般也不会变成恶性肿瘤。大多数血管瘤一般在体检中偶然发现。肝血管瘤的病因未明，有学者认为是在胚胎发生过程中肝血管发育异常、血管内皮细胞异常增生所致。

问题11
雌激素水平和肝血管瘤有关?

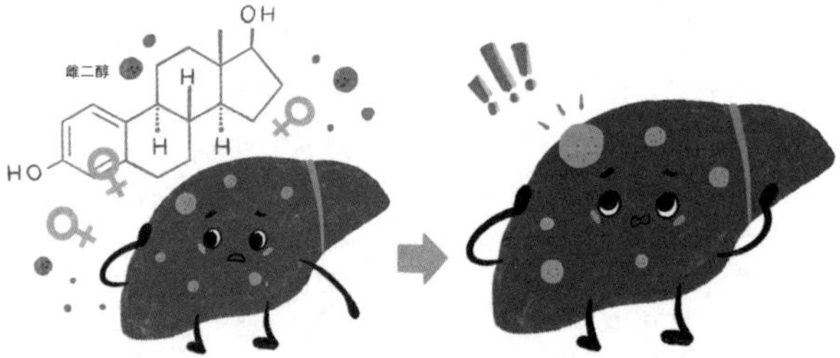

女性青春期、怀孕、使用避孕药等可能加速血管瘤的增大

需要注意的是，肝血管瘤的生长可能和雌激素有一定关系。女性青春期、怀孕、使用避孕药等可能加速血管瘤的增大，这也是为何要推荐女性病人在怀孕前切除有手术指征的血管瘤。

Q 问题12

肝血管瘤的大小怎么分类？

按体积大小，肝血管瘤可按下列标准分类：

- 小血管瘤：长径＜5cm。
- 大血管瘤：长径为5～10cm。
- 巨大血管瘤：长径为10～15cm。
- 特大血管瘤：长径＞15cm。

临床上，一般长径＜5cm的小血管瘤无特殊症状，而长径＞5cm的血管瘤可出现临床症状，并可能压迫肝内重要解剖结构，位于肝表面的、体积较大的血管瘤还存在破裂风险。临床上需要手术治疗的肝血管瘤是长径5cm以上的。

Q 问题13

肝血管瘤有什么症状?

长径小于5cm的肝血管瘤一般不出现显著的症状。当血管瘤长大到5cm以上，尤其是增大至巨大或特大血管瘤，可能会出现以下相关的症状，但临床并不多见。

1.腹部包块

凸出于肝脏表面的大血管瘤可能形成体表可触及的腹部包块，其特征是囊性感，压之不痛，若用听诊器听诊偶尔可听到血流缓缓流动形成的杂音。

2.压迫所致的消化系统症状

- 压迫胃肠道：较大的血管瘤可压迫或推挤胃及十二指肠，产生腹胀、进食后上腹隐痛、食欲下降、嗳气、恶心、呕吐等类似消化不良症状。
- 压迫食管下端：可有吞咽困难。
- 压迫胆道系统：可有黄疸，例如巩膜（眼白）或尿色、皮肤发黄；胆囊积液、肿大导致的上腹部胀痛。
- 压迫门静脉系统：可出现脾肿大和腹水。
- 压迫横膈：膈肌受压抬高后进一步压迫肺脏，可出现呼吸困难。

Q 问题14 肝血管瘤有哪些严重的并发症?

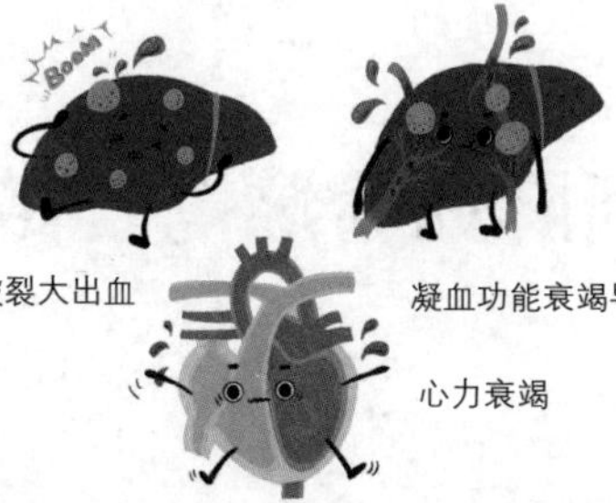

位于肝脏内部、长径小于5cm的肝血管瘤一般不引起并发症。当血管瘤长大到5cm以上，特别是突出于肝脏表面的巨大或特大血管瘤可能会引起下列严重的并发症。

1.肝血管瘤破裂大出血

发生大出血的肝血管瘤一般突出于肝脏表面，位于肋骨附近。在外力撞击或外伤情况下导致破裂，引起巨量出血和休克症状。

2.凝血功能衰竭导致的出血

血流进入巨大的血管瘤后，因血流速度大幅减慢甚至停滞，可引起瘤内广泛的血栓形成。此过程中消耗了大量红细胞、血小板及凝血因子，由此导致机体的凝血功能衰竭，最终引起整个机体流血不止。该并发症又称为卡萨巴赫－梅里特综合征（Kasabach–Merritt syndrome）。

3.心力衰竭

大血管瘤在肝外突出部体积太大或带蒂血管瘤扭转时，可发生坏死。此时病人可有剧烈腹痛、高热和休克等。极少数大血管瘤还可导致动、静脉瘘，即动脉血不经过血液循环直接进入大静脉，回心血量在短时间内迅速增多，最终诱发心力衰竭。

Q 问题15

诊断肝血管瘤需要做哪些检查?

临床上，没有症状的血管瘤占绝大多数。因此，包括B超、CT和磁共振等影像学检查是诊断肝血管瘤最主要的方法。

1. B超和超声造影

B超是初诊肝血管瘤最常用的方法，价格较低且无创伤。但普通超声模式下与高回声的其他肝结节或肿瘤鉴别有一定困难。超声造影是通过体表静脉注射造影剂，观察造影剂通过何种方式流入和流出肝肿瘤的检查技术，由此可以区分血管瘤和其他肝肿瘤。

- 注意事项：检查前需空腹6～8个小时。

2. 增强CT和磁共振

诊断上的价值与B超类似。但增强CT和磁共振可显示血管瘤与肝内重要解剖结构的关系，对手术规划更具参考价值。

- 注意事项：检查前需空腹6～8个小时。
- 体内有金属植入物，例如心脏支架、心脏起搏器、骨钉、金属材质义齿等请咨询放射科医师，视情况做磁共振。

Q 问题16

什么情况下肝血管瘤需要手术治疗?

34岁的龚小姐近期准备结婚，多年前就发现自己肝脏里有一个“血管瘤”，她一直没有特别在意，也没有考虑过手术治疗，直到去年，微微觉得上腹部有些“胀痛”才到当地医院检查，重新做了CT之后发现，“血管瘤”已经增大到17cm，几乎占了肝脏的2/3体积。当地医生告诉她，手术风险太大，不能治了。龚小姐心急如焚，在男友的陪伴下，火速从外地到上海一家三甲医院求医。经过专家检查，发现龚小姐的血管瘤非常大，而且位置不好，位于肝中叶，也就是整个肝脏的“中间”，是

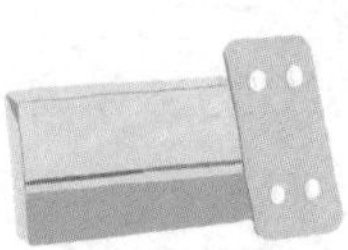

长期使用雌激素类药物的患者

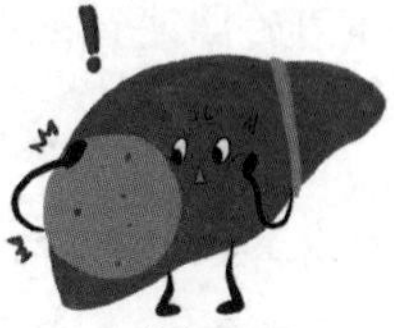

血管瘤 > 10cm

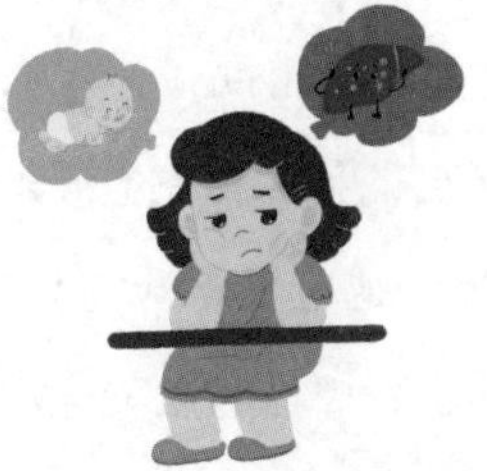

血管瘤较大，近期准备生育的女性

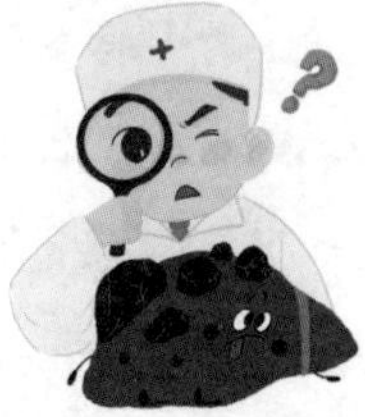

无法鉴别良恶性的肝血管瘤

最不利于手术的部位。但是，这么大的血管瘤，如果再不处理，极有可能因为外伤导致破裂，或者引起凝血功能衰竭，诱发无法处理的出血，最终造成病人死亡。望着眼前年仅34岁的年轻姑娘求助的眼神，专家团队果断下定了手术治疗的决心。在全

院各部门的协调和指导下，组织了包括输血科、麻醉科、心外科、重症监护室（ICU）、手术室在内的全院大会诊，集合各科骨干医生的智慧，最终在7个多小时紧张的手术后，巨大的血管瘤终于被顺利切除。龚小姐术后2周无并发症出院，再休养一阵子就可以正常上班了。医生说：虽然冒了很大的风险，但是对于龚小姐来说，她马上要结婚备孕，随着激素水平的进一步升高，血管瘤的生长速度会更快。所以，现在做手术也是唯一合适的机会了。

这是编者亲身治疗的一个真实案例，从中我们不难发现需要手术的肝血管瘤具有如下特点：

- 血管瘤＞10cm，可以考虑手术切除。
- 血管瘤在5～10cm：检查发现血管瘤突出于肝脏表面，容易因为外力撞击导致破裂出血；或者病人出现显著的相关症状，如影响生活的腹痛、腹胀、黄疸等。
- 定期复查过程中，发现血管瘤迅速长大的病人。
- 长期使用雌激素类药物的病人。
- 通过各种检查仍不能排除肝脏恶性肿瘤的病人。
- 女性，血管瘤较大，近期准备生育，建议在孕前手术切除血管瘤。

Q 问题17

还有“特别青睐”女性的肝结节？

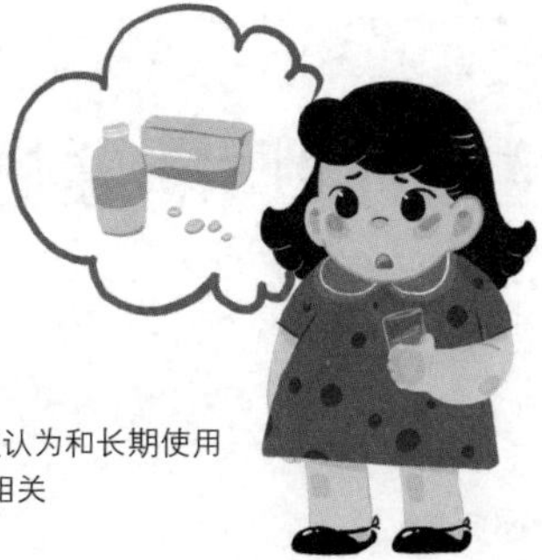

“肝腺瘤”被认为和长期使用避孕药高度相关

28岁的范小姐是丁克一族，一直采用避孕药等避孕措施。今年单位体检突然发现她的肝脏上面出现了一个3.5cm的结节，考虑肝腺瘤。范小姐咨询了医生，被告知这个腺瘤属于“癌前病变”，很有可能与她长期使用避孕药物有关，而且这个“肝腺瘤”有可能变成肝癌。最终，范小姐听从了医生的建议，及时进行了肿瘤切除术。

肝腺瘤，全称“肝细胞腺瘤”，被认为和长期使用避孕药高度相关。据统计，长期服用避孕药的人群中，肝腺瘤的发病率为（30 ~ 40）/10万人，而不服用避孕药的人群中该病的发病率仅为0.1/10万人。

Q 问题18

诊断肝腺瘤需要做什么检查？

1.肿瘤指标

发现可疑肝腺瘤的肝结节时，应常规检查肿瘤指标，特别是甲胎蛋白（AFP），目的是排除原发性肝癌，如临床高度怀疑肝腺瘤已经癌变，可一并检查特异性更高的异质体（AFP-L3）以及异常凝血酶原（PIVKA-Ⅱ）。

- 注意事项：检查前无需空腹。

2. B超

B超是初诊和筛查肝腺瘤最常用的检查。

- 注意事项：检查前需空腹6～8个小时。

3.增强CT和磁共振

增强CT和磁共振不仅可以观察到肝腺瘤特征性的血流动态变化，还能判断肿瘤与肝脏重要血管的关系，对于手术规划很有价值，是诊断肝腺瘤比较确切的检查手段。

- 注意事项：检查前需空腹6～8个小时。
- 体内有金属植入物，例如心脏支架、心脏起搏器、骨钉、金属材质义齿等请咨询放射科医师，视情况避免进行磁共振检查。

问题19

肝腺瘤有什么症状？

体积不大的肝腺瘤一般没有特殊症状，多在体检时发现。

如果肝腺瘤快速长大，特别是位于肝脏表面的腺瘤，会引起右上腹隐痛，肿瘤压迫邻近胃肠道时可有恶心、胃口差等不适。位于肝脏表面的腺瘤发生破裂大出血时，病人可出现急性的右上腹剧烈疼痛，并出现腹肌紧张等腹膜炎症状，严重者可出现血压降低、晕厥、四肢发冷等失血性休克表现，此时需要急诊手术抢救。

问题20

肝腺瘤需要手术切除吗？

肝腺瘤属于癌前病变，一旦术前拟诊为肝腺瘤，在病人符合麻醉和手术条件时，都应及时进行腺瘤切除。若确实不适合手术的，则应避免妊娠。

Q 问题21

肝脏FNH是什么东西?

林小姐是一家外资企业的高管，平时工作繁忙，今年好不容易抽空做了一次常规体检，居然发现肝脏内部有一个5cm的“大结节”。林小姐来到医院找了一个老专家就诊，老专家皱着眉头，说道：应该是FNH吧？林小姐心里一惊，老专家为什么说英语？是不是得了不治之症了刻意隐瞒我？

其实，FNH是英语Focal Nodular Hyperplasia的缩写，中文名称是“肝脏局灶性结节增生”，是一种相对少见的肝脏“良性肿瘤”，一般不会恶变。由于“肝脏局灶性结节增生”这个名字太长，因此临床上医生都喜欢直接用FNH替代。

和肝腺瘤类似，FNH也是在年轻女性中好发，但与服用避孕药无关。大多数FNH病人无特殊的症状，多是在体检中发现。

Q 问题22
如何诊断肝脏FNH？

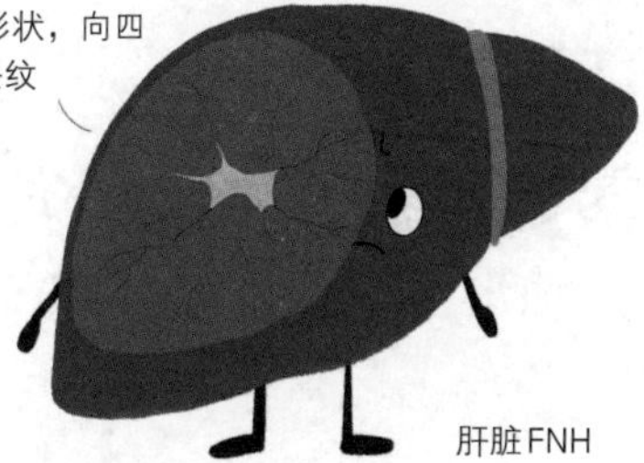

由于多数FNH病人无特殊症状，临床上依据影像学检查进行诊断。B超是初诊筛查的手段，而增强CT和磁共振是比较确切的检查技术，不仅可以提示FNH特征性的“中央星星形状，向四周放射状条纹”形态，更能显示与肝脏重要血管的关系，对于外科医生进行手术规划很有价值。

临床上，小部分FNH和原发性肝癌不太容易区分，这时候可以结合肿瘤指标，特别是甲胎蛋白（AFP）、异质体（AFP-L3）和异常凝血酶原（PIVKA-Ⅱ）进行鉴别。

Q 问题23
肝脏FNH需要手术切除吗?

一般而言，体积较小、无特殊症状的FNH无需处理，每3～6个月定期随访即可。临床上，大于5cm、快速进行性增大的FNH，建议手术治疗。

另外，一部分“纤维板层型肝细胞肝癌”和“高分化肝细胞肝癌”在CT上可能出现类似FNH的影像学表现，对于这部分无法排除肝癌等恶性肿瘤情况的，也建议及时手术，以免漏诊。

Q 问题24
还有长的像肝肿瘤一样的“脂肪肝”？

小李是某三甲医院检验科的年轻技师，平时工作十分卖力，新冠疫情来袭的这段时间更是冲锋在前。但他不爱运动，喜欢高热量的食物，年年体检提示“高血脂”，被科室里的同事公认为“可爱的小胖墩”。今年体检，B超室的医生居然发现他有严重的脂肪肝，而且右侧肝叶里有一个5cm大小的低回声“大结节”。他吓坏了，立马去做了个普通的平扫CT，又发现根本没有超声提示的这个“大结

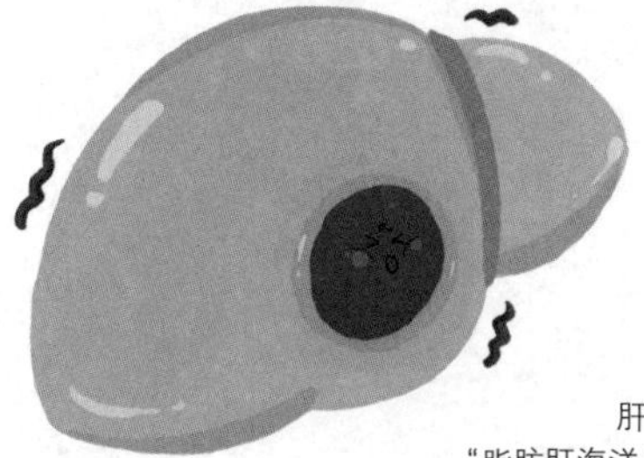

肝岛
"脂肪肝海洋"中的"孤岛"

节"。那么问题来了，到底肝脏里有没有这个"大结节"呢？这个"大结节"是不是肿瘤呢？

其实啊，这个超声下的低回声"大结节"是被称为"肝岛"的结构。什么是肝岛呢？它是正常肝脏处于非均匀弥漫性肝脂肪病变当中形成的结构。通俗点说，病人的脂肪肝比较严重，弥漫到了肝脏的各个角落，而少部分"没有脂肪变"的正常的肝组织，反而成为了"脂肪肝海洋"中的"孤岛"。

那么，为何做B超能看到"肝岛"，而普通的CT平扫看不见呢？这是因为脂肪肝在超声波上呈相对"高回声"，而"肝岛"呈低回声，十分容易形成对比。而普通CT在未注射造影剂时可能无法显著区分"脂肪肝"和正常肝组织。因此，临床上怀疑"肝岛"诊断时，应该结合病人的脂肪肝病史、血脂、肝功能、肿瘤指标及影像学等检查综合判断，目的是排除真正的肝肿瘤。

因此，"肝岛"并不属于肝占位或肝肿瘤，只需定期随访、控制饮食结构，加强体育锻炼，改善脂肪肝即可，无需手术处理。

Q 问题25

什么是肝硬化结节？

吃过猪肝的朋友都知道，正常肝脏的质地是十分柔软、光滑的。而肝硬化病人，由于一种或多种病因长期或反复作用，比如乙肝病毒感染等，造成肝细胞“受伤”“坏死”，之后肝脏启动“修复程序”，但修复后的肝脏逐渐增生，结构紊乱，从柔软、平滑的结构逐渐变成一个个越来越硬的“疙瘩”。肝硬化是严重肝病的表现，不及时治疗会导致食管－胃底静脉曲张破裂、呕血、肝昏迷等严重并发症，也可诱发肝癌。肝硬化也是严重肝病的病理表现。

Q 问题26

导致肝硬化结节的病因有哪些？

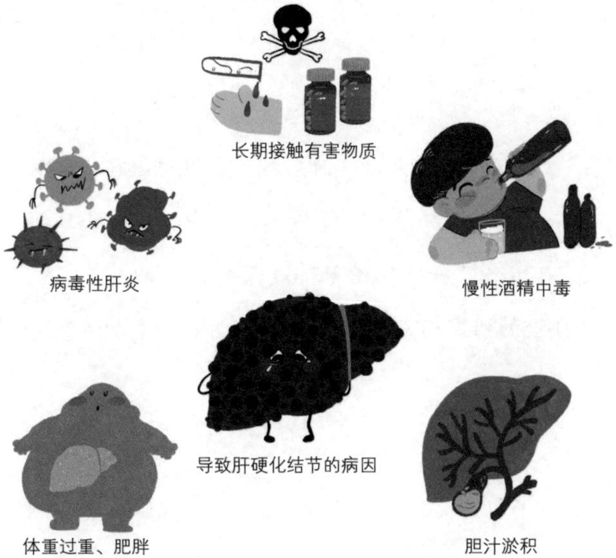

1. 病毒性肝炎

在我国，存在大量乙型肝炎病人或病毒携带者，他们是肝硬化的高危人群。此外，丙型或丁型肝炎病毒的感染也可发展为肝硬化。

2. 慢性酒精中毒

长期大量饮酒者（一般为每日摄入酒精80g，达10年以上），由于乙醇及其代谢产物（乙醛）的毒性作用，引起酒精性肝炎，继而可发展为肝硬化。占肝硬化诱因的20%。

3. 非酒精性脂肪性肝炎

非酒精性脂肪性肝炎可导致肝硬化的形成，因此体重过重和肥胖也是危险因素。

4. 胆汁淤积

胆汁排泄不畅，阻塞。持续肝内胆汁淤积时，胆酸和胆红素可损伤肝细胞，引起胆汁性肝硬化，多见于女性。

5. 长期接触有毒有害物质

长期服用双醋酚汀、辛可芬、甲基多巴等药物；长期接触四氯化碳、砷、磷等物质。

Q 问题27

肝硬化和肝癌有什么关系?

肝硬化如果没有及时治疗，肝脏组织在不断被破坏、修复、纤维化、萎缩的过程中，就会出现癌变。因此，“肝硬化结节”是“肝癌”的前兆，是最危险的诱发因素。

Q 问题28

“肝硬化结节”就诊前要做哪些准备?

以下是“肝硬化结节”病人就诊前需要准备的资料清单，按此准备有助于医患双方交流病情，帮助医生选择正确的诊疗措施。

项　目	说　明
检查报告	有详细描述“肝硬化”结节的影像学报告单（B超/CT/磁共振等）
相关病史	肝炎病史 甲肝/乙肝/丙肝/丁肝/戊肝/庚肝感染史，以及感染时间 肝炎治疗情况：服用药物、剂量及时间 血吸虫感染史 饮酒史 饮酒种类/每日饮酒量 脂肪肝、肥胖史
其他报告（如有）	血常规、肝功能、肿瘤指标、乙肝二对半等

Q 问题29

“肝硬化结节”有哪些危害?

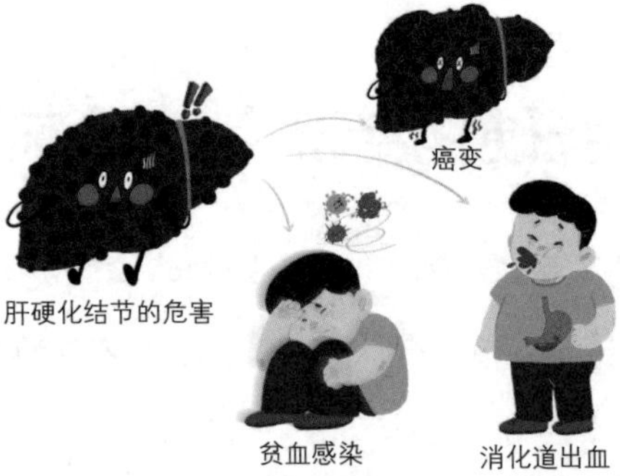

“肝硬化”不仅是严重肝病的表现，而且会破坏全身各个系统和脏器的功能，有可能造成严重的并发症。

1.癌变

即进展为肝细胞肝癌，也就是俗称的“肝癌”。

2.消化道出血

由肝硬化导致的门静脉高压、食管－胃底静脉和直肠静脉丛破裂可以导致“呕血”“便血”。

3.贫血、感染和出血倾向

由肝硬化导致的脾功能亢进可导致红细胞、白细胞和血小板破坏过多，病人可出现营养不良、贫血、易感染以及易出血等，例如刷牙时牙龈出血，轻微碰撞即可出现皮肤淤青等表现。

4.肝昏迷

晚期肝硬化病人可出现肝昏迷、少尿、大量胸腹水等表现。

问题30 发现“肝硬化结节”后还需要做哪些检查？

如果是初次诊断“肝硬化”，且尚没有相关病史和全身情况的鉴别资料，那么还需要做如下检查。

1. 血常规

- 检查目的：了解有无脾功能亢进导致的白细胞、红细胞和血小板水平异常降低。
- 检查方式：非空腹，静脉抽血。

2. 凝血常规

- 检查目的：了解有无出血倾向及自发性出血风险。
- 检查方式：非空腹，静脉抽血。

3. 肝功能

- 检查目的：了解肝脏生理功能的基本指标，可间接提示肝脏组织的受破坏程度。
- 检查方式：需空腹6～8个小时，静脉抽血。

4. 肿瘤指标

- 检查目的：了解“肝硬化结节”基础上有

无癌变，肿瘤指标系列中甲胎蛋白（AFP）、甲胎蛋白异质体（AFP-L3）、异常凝血酶原（PIVKA-Ⅱ）是肝细胞肝癌的特异性检查指标。

- 检查方式：非空腹，静脉抽血。

5. 乙肝二对半、乙肝病毒DNA定量和其他肝炎指标

- 检查目的：了解肝炎病毒是否处于活跃复制的状态，以此判断是否需要抗病毒治疗。
- 检查方式：非空腹，静脉抽血。

6. 腹部CT或磁共振（MRI）

- 检查目的：了解肝硬化程度、发现肝癌结节、脾大、腹水、门静脉系统曲张等情况。
- 检查方式：需空腹，放射科预约CT和磁共振检查。

7. 胃镜

- 检查目的：了解食管-胃底静脉曲张的程度，有无血管破裂的风险，可进行止血治疗。
- 检查方式：需空腹6～8个小时，消化内科/内镜科预约胃镜检查。

问题31

"肝硬化结节"如何治疗？

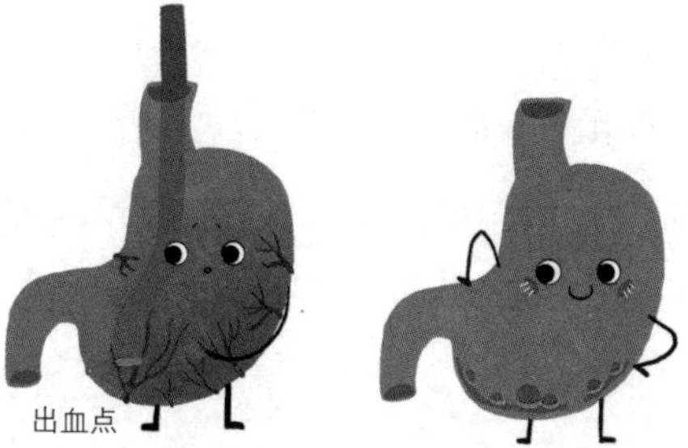

内镜下套扎、硬化剂止血治疗

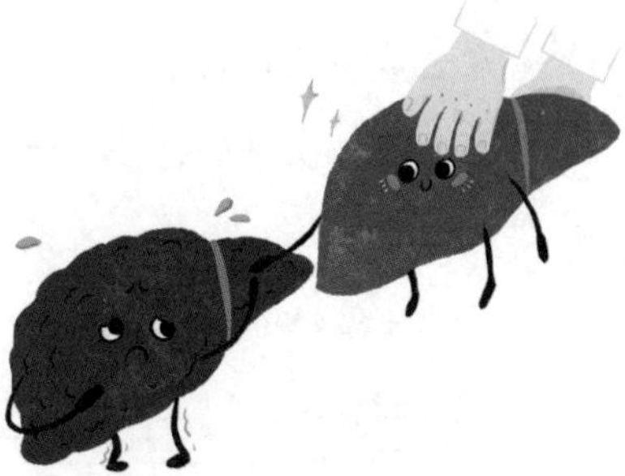

肝移植，俗称"换肝"，是终末期肝硬化病人唯一有效的治疗方法

"肝硬化结节"是严重肝病的表现，治疗对象不仅限于"硬化结节"本身，而更需要改善肝脏和全身情况。按病理生理的变化程度分为肝硬化代偿期和肝硬化失代偿期。肝硬化代偿期的病人症状不重，仅仅有乏力，食欲减退、腹泻等症状，没有腹水、没有或仅有轻度的食管－胃底静脉曲张。而失代偿期的肝硬化往往伴有严重的全身器官和系统损伤，需要特殊的治疗。

1.肝硬化代偿期

- 休息：适当减少体力劳动。
- 饮食：禁忌烟酒，油腻饮食，多补充维生素、适当的盐分和蛋白质。特别提醒：有食管－胃底静脉曲张的病人禁忌食用带硬壳、棱角、体积过大的质硬食物，以免划伤曲张的静脉丛导致致死性的消化道大出血。

- 抗乙肝病毒药物治疗：抗病毒药物治疗必须在专业医师的指导下进行，乙肝病人服用恩替卡韦、丙肝病人服用丙通沙（索菱布韦+维帕他韦）。服药后需定期复查肝炎相关指标。

2.肝硬化失代偿期

肝硬化失代偿期会出现严重的腹水、食管-胃底静脉破裂出血、肝性脑病、肝肾综合征等，这些情况的出现说明病情进入终末期，一般都需要住院治疗。

（1）并发症的治疗

- 腹水：俗称“肝腹水”，需要使用利尿剂，较顽固的腹水可行门体静脉分流术等。
- 食管-胃底静脉破裂出血：表现为呕血、黑便等，须在急诊胃镜下进行曲张静脉的套扎、硬化剂注射等措施；难以在内镜下治疗的病人，可以考虑脾切除+食管-胃底静脉断流术。
- 肝性脑病：表现为烦躁、人格改变、行为异常、昏迷等，需补充支链氨基酸，乳果糖导泻，必要时行胆红素吸附、人工肝等治疗。

（2）肝移植

- 肝移植，俗称“换肝”，是终末期肝硬化病人唯一有效的治疗方法。

Q 问题32

什么是原发性肝癌?

56岁的张先生是乙肝病毒携带者，从未接受正规治疗。今年单位体检的B超报告提示：左肝可见一1.8cm × 1.5cm大小的结节，原发性肝癌首先考虑。张先生吓坏了，马上来到医院求治。那么，到底什么是原发性肝癌呢?

原发性肝癌，是指原发于肝脏内部的肝细胞或胆管细胞的癌症，分别称作“肝细胞肝癌（HCC）”和“肝内胆管细胞癌（ICC）”。临床病理学上也有两种细胞混合性来源的，称为混合性肝癌。病理类型最多的是肝细胞肝癌，可占80%以上，肝内胆管细胞癌占5% ~ 10%，混合性肝癌最少。因此平时俗称的“肝癌”就是指“肝细胞肝癌”。

问题33

原发性肝癌有哪些诱发因素？

原发性肝癌是全世界癌症相关死亡的第三大常见原因，常见的诱发因素包括：

- 家族遗传。
- 慢性乙型肝炎、丙型肝炎病毒感染导致的肝硬化。
- 长期接触黄曲霉毒素等有毒、有害物质。
- 长期酗酒导致的酒精性肝硬化。
- 肥胖、脂肪肝、肝纤维化等导致的肝硬化等。

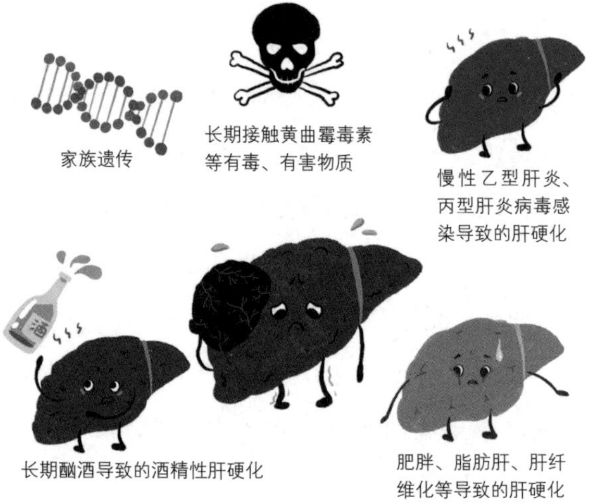

Q 问题34

原发性肝癌有哪些症状？

原发性肝癌的症状与肿瘤的大小以及肝脏、全身情况的恶化程度有关。

1. 早期肝癌

早期肝癌常常无特殊症状，多数是因体检发现。可能仅有轻度的食欲减退、倦怠、厌油腻、腹胀等非特异性症状。容易被忽略。

2. 中晚期肝癌

- 右上腹疼痛：约50%的病人首发症状为右上腹肝区疼痛，并因此而求医，表现为持续性的胀痛、钝痛和刺痛。产生疼痛的原因是近肝包膜的肿瘤增大，肝包膜受牵拉所致的反射性疼痛。如肿瘤巨大，医生在体格检查时可以在肋缘下触及肿大的肝脏或肿瘤。
- 营养不良：严重的乏力、贫血、消瘦的同时伴有下肢水肿、腹胀等。
- 黄疸：是晚期肝癌的症状，表现为皮肤、巩膜（眼白）黄染、尿色显著发黄，可呈酱油色，提示肿瘤巨大，或由压迫肝门部胆管、胆汁排泄不畅导致。
- 腹水：是晚期肝癌的症状，病人表现为腹胀、下肢水肿，穿刺可引流出大量腹水，腹水感染后可导致腹膜炎，表现为剧烈腹痛。

- 肿瘤破裂：可导致大出血、休克，是危及生命的严重并发症。
- 呕血、黑便：是伴有严重肝硬化、食管-胃底静脉曲张破裂出血的表现。
- 肝癌转移到全身的临床症状：例如骨转移可出现高血钙、病理性骨质疏松、病理性骨折等特殊表现。
- 其他：因雌激素在肝内灭活障碍可导致男性的乳房发育等。

Q 问题35

诊断原发性肝癌需要做哪些检查?

1.肝癌血清标志物检查

- 化验指标：甲胎蛋白（AFP）、甲胎蛋白异质体（AFP-L3）、异常凝血酶原（PIVKA-Ⅱ）。
- 指标意义：甲胎蛋白（AFP）对诊断肝细胞肝癌有较好的特异性。如AFP≥400μg/L，并能排除怀孕、活动性肝病等，即可考虑肝癌的诊断。但约30%的肝癌病人AFP为阴性。此时，如同时检测甲胎蛋白异质体（AFP-L3）、异常凝血酶原（PIVKA-Ⅱ），可显著提高诊断的特异性。

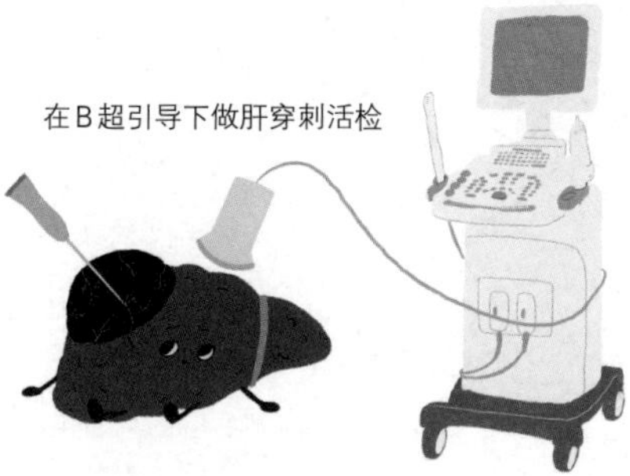

- 是否需要空腹：不需要。

2. 影像学检查

- 腹部B超：是初次诊断或筛查的最佳选择。无创，诊断率可达90%，但对1cm以下的小肝癌或微小肝癌诊断率较低。检查前需空腹6 ~ 8个小时。
- 腹部薄层增强CT：比B超有更高的分辨率，可检出直径1cm左右的微小肝癌结节，诊断率可达90%以上。检查前需空腹6 ~ 8个小时。
- 腹部增强磁共振成像：诊断价值与CT相仿，特别对于肝癌和血管瘤的鉴别能力优于CT。检查前需空腹6 ~ 8个小时。
- 选择性腹腔动脉或肝动脉造影检查：有创检查，可发现1cm的血管丰富的癌肿，对＜2cm的小肝癌检出率可达90%。检查前需空腹。

3. 细针肝脏穿刺活检

细针肝脏穿刺活检是一种有创检查，在B超引导下行细针穿刺，优势是可以直接取得病理学依据。穿刺并非常规检查，仅仅适用于经过上述影像学检查仍不能确诊，但临床又高度怀疑肝癌的病人。检查前需空腹。

Q 问题36

哪些原发性肝癌病人适合手术治疗？

原发性肝癌是恶性程度很高的肿瘤，由于每个病人的年龄、体力各不相同，早、中、晚各期肝癌对身体的伤害程度、并发症情况也不尽相同。因此，根据肝癌的不同阶段进行精细个体化治疗是提高疗效的关键。原发性肝癌的治疗方式包括外科手术、肝动脉化疗栓塞术、射频消融术、冷冻消融术、激光消融术、微波消融术以及放疗、化疗、免疫治疗和靶向治疗等方法。生物治疗、中医中药治疗肝癌也多有应用。

那么，面对如此纷繁复杂的选项，该如何选择最适合病人的治疗方法呢？哪些病人适合手术治疗？

- 早、中期肝癌病人需满足：肿瘤不太大、解剖位置合适、切除后剩余肝脏能够维持正常生理功能、肿瘤没有侵犯肝脏入口（第一肝门）和出口（第二肝门）的大血管，肝硬化程度不十分严重等条件。一些初始被判断为无法手术的病人，经过有效的药物转化治疗后，也可以获得手术机会。因此，是否适合外科手术需要专业的肝胆外科医生进行判断。

- 疗效评价：外科手术是早、中期肝癌最有效的治疗方法，对改善预后的作用最大。当然，外科手术的并发症也是病人和医生需要共同承担的风险，但随着手术硬件设备和手术技术的提升，肝癌手术的安全性已经大大提高。

问题37
什么是肝癌的介入治疗？

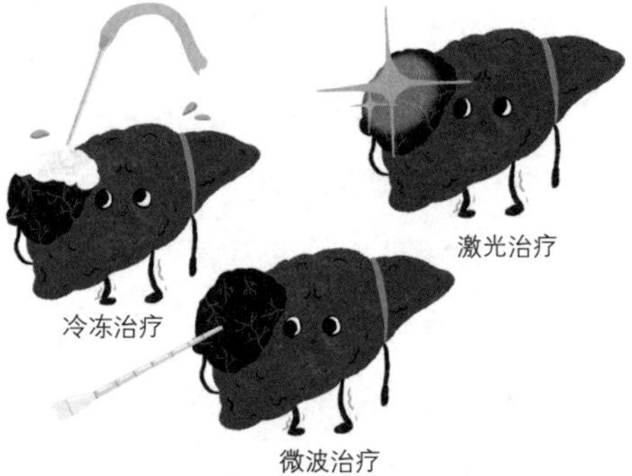

广义上，肝癌介入治疗是在体表皮肤进行穿刺，在影像学设备（如B超、CT、血管造影机等）引导下建立连通肝脏的微小通道，对肝癌病灶进行局部治疗的方法。射频、冷冻、激光、微波等技术在广义上都属于介入治疗。狭义上，肝癌介入治疗是指经股动脉插管，将抗肿瘤药物或栓塞剂注入肝动脉。前者是一种区域性的局部化疗，后者的目的则是栓塞肝癌的供养动脉以“饿死”肿瘤。对于肝胆外科医生来说，介入治疗更多是指狭义介入的概念。

问题38

哪些原发性肝癌病人适合介入治疗?

临床上，介入治疗的运用范围还是比较广泛的，贯穿肝癌治疗的各个环节，在术前、术后、预防复发，甚至急诊抢救方面都有其重要意义。

1.无法手术切除的晚期肝癌病人

作为控制肿瘤生长的手段，或者配合免疫、靶向治疗使用，可使部分病人的肿瘤缩小，从而延长生命甚至获得手术机会。

2.手术切除后的预防性介入治疗

在手术切除肝癌后，作为预防复发的常规治疗手段。

3.肝癌破裂大出血的急诊抢救

肝癌破裂大出血时，通过急诊介入栓塞可有效止血，挽救病人生命。

Q 问题39

什么是肝癌的射频消融术和微波消融术?

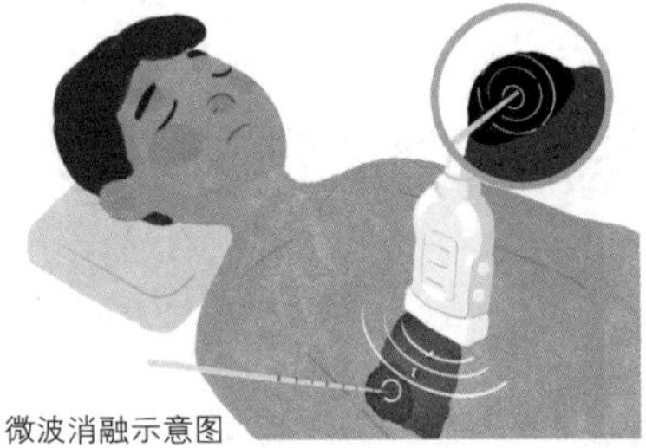

射频、微波消融示意图

许多肝癌病人和家属都知道目前有一项微创肿瘤治疗技术可以用于治疗肝癌，即“射频消融”或“微波消融”。通过网络等渠道，他们都听说过通过消融，“不开刀”，只需“打一次针，穿刺一下”，就可以“微创”治疗肝癌。那么，“射频消融”或“微波消融”到底是什么技术？真有这么神奇吗？

从原理上看，无论是“射频消融”还是“微波消融”，都是在B超或CT等影像学技术的导引下，将穿刺针刺入肿瘤，机器通电后，电能促使射频或微波转化产生热能，使肿瘤被“加热”到凝固、坏死（大约在70℃以上），也就是所谓的“烫死”“烧死”肿瘤，类似微波炉加热食物的原理。

当然，由于肝脏内部有大量血管、胆道等结构，为了避免射频和微波能量对正常结构的误伤，保证治疗的安全性，射频和微波发射仪在设计之初就对“加热范围”做了严格限制。因此，“射频消融”或“微波消融”的应用有着严格的适应证和禁忌证。

问题40

射频消融和微波消融能替代外科手术治疗原发性肝癌吗？

既然“射频消融”和“微波消融”可以“烧死”肝癌，那么这两项技术能否取代外科手术呢？

答案是：在绝大多数情况下都不能代替。

“射频消融”和“微波消融”都属于广义范畴的介入治疗，只是一种局部治疗技术，消融技术确实有“微创”“痛苦小”的优势，但其作为外科治疗的辅助手段，有着严格的适应证，不能滥用或扩大治疗范围，更不能盲目尊崇所谓的“微创”概念。

理论上，“射频消融”和“微波消融”可以治疗单个长径5cm大小之内的肝癌，或者3个以内、长径3cm以内的肝癌结节。但实际运用时，由于人体的肝脏大部分位于肋骨的包围之中，肝脏周围还有胃、肠管、膈肌和肺的存在，进针穿刺的角度很难选择。因此，多数情况下，既要避免误伤周围的脏器，又要达到理论上的治疗效果并不容易。而且，许多病人有肝脏或腹腔手术史，手术区域有显著粘连，或者肿瘤毗邻肝脏大血管等复杂情况的存在，给“消融术”的实施造成了更大的困难。

临床上，“射频消融”和“微波消融”更多时候运用于下列情况：

- 晚期肝癌或复发病人，不适合手术；或者病人肝硬化程度重，一般情况差，无法耐受手术进行减瘤、姑息治疗。
- 数枚肝癌结节，符合手术条件，但若全部切除可能导致残余肝脏体积或功能不足，可选择在外科手术切除大的肿瘤病灶时，术中对于小的肿瘤病灶同时进行消融，如此操作可保留更多的残余肝脏。
- 单发的小肝癌，位于肝实质内部，远离肝脏大血管，有合适的穿刺角度，需要专业的肝胆外科医师或介入/超声科医师进行判断。

Q 问题41 “腹腔镜肝肿瘤消融”有什么优势？

目前，多数的肝肿瘤消融还是在超声科或者介入科经皮穿刺途径完成的。经皮穿刺的优点是创伤小，不一定需要麻醉，病人痛苦少。但是，受限于人体的肋骨、胸骨的遮挡，以及邻近肝脏前方、下方的胆囊和胃肠道等器官组织，经皮途径消融在很多情况下会遭遇进针角度和长度的困难，且容易误伤周边的脏器。而且，当肝内存在多发的肿瘤时，往往无法消融所有的肿瘤。直接通过开腹切口完成

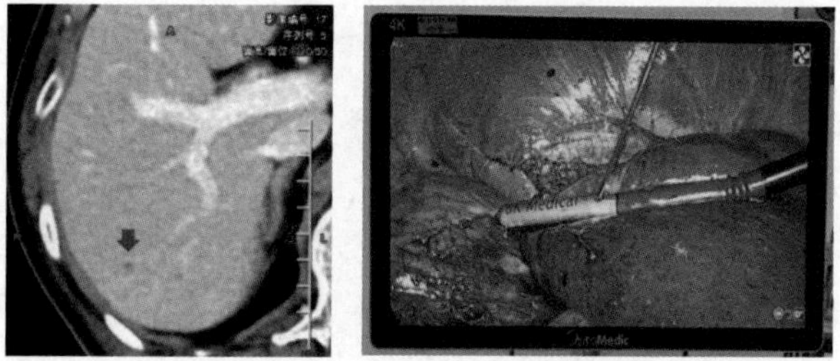

腹腔镜下消融治疗肝脏内部2mm的肿瘤，避免了大范围手术切除

消融虽然便捷，却增加了病人的创伤。近年来逐渐兴起的经腹腔镜肝肿瘤的消融技术，正好结合了经皮途径的微创优势，不受人体骨骼的遮挡，又降低了肝脏周边器官的损伤风险。那么外科医生做消融术，主要运用在哪些场景中呢？

- 腹腔镜肝肿瘤切除时，在切除范围之外，肝实质内部存在深在的小肿瘤。
- 伴有肝硬化或者较为显著的化学性肝损害的肝肿瘤病人，不适合肝脏切除时。
- 多发的肝肿瘤，符合消融指征，但经皮消融无法治疗全部肿瘤者。
- 特殊部位的肝肿瘤，例如邻近膈肌或心脏，腔镜下消融的优势甚至胜过开腹消融。
- 术前薄层CT或磁共振怀疑体积很小的肝肿瘤，但经皮超声探头受限于频率，无法探测到，可利用腹腔镜超声高频探头的高分辨率优势进行探测，避免遗漏。

Q 问题42

哪些肝癌不适合“射频消融”和“微波消融”治疗?

- 肝肾功能严重损害、黄疸严重、大量腹水的病人。
- 全身或肝胆系统存在感染且无法控制者。
- 凝血系统机制异常、有出血倾向者，血小板数低于50×10^9/L的病人。
- 弥漫性肝癌，即全肝充满肿瘤病灶的病人。
- 腹腔内已有手术操作史，预估粘连或解剖结构显著变化易导致误伤的病人。

综上所述，“射频消融”和“微波消融”技术确实为部分肝癌病人提供了相对“微创”的治疗方法，但如何科学地运用需要专业医师的指导和实施，切忌为了“微创”而“微创”，导致延误治疗、肿瘤残留、疾病加重甚至发生次生医疗损害的悲剧。

Q 问题43

怎样正确理解肝肿瘤的“微创治疗”概念？

67岁的张老伯是肝癌病人，5年前在外地做过一次肝肿瘤切除手术，据说当时术后有过“胆汁漏出来”的情况，发烧了好一阵子，肚子上还留下了一个30cm长的大切口。由于张老伯的肝硬化比较严重，上个月来医院复查的时候，医生发现他肝脏的右叶又出现了一个4cm的新发癌结节。肿瘤的部位也不太理想，靠近肝脏“出口”的所谓“第二肝门”处，医生建议他赶紧做手术，如果不及时做，可能就切不掉了。张老伯急了，说道：“啊？又要开刀啊？哎呀！还要划这么大的口子吗？不行不行！医生，现在不是有射频吗？插根针微创烧一烧？或者不是有打洞的微创吗？好像还有什么腹腔镜？不用开刀的呀？对了，医生，你不就是开微创出名的专家吗？帮我想想办法吧！”医生好好安慰了张老伯一阵，继续解释道：“您的心情我非常理解，不希望开大刀，但是我们评估下来，您的肿瘤不小，而且之前有做过开腹的肝切除，术后有过并发症和感染，可能有明显的粘连，而且肿瘤位置也不好，太靠近大血管，因此从安全和肿瘤根治的角度考虑，还是建议您做传统的开腹手术。”张老伯说：“伸头一刀，缩头也一刀，就按你医生说的办吧，我也没办法，哎！”经过认真的规划和细致的操作，张老伯的第二次手术做得非常成功，而且是从原来的切口进入的，切除了“老刀疤”，肚子上还是只有一道伤口。

那么，随着技术的发展，明明现在有很多“微创”的设备和技术，为什么医生不采用这些方法为张老伯治疗呢？这就涉及如何理解“微创”这个概念。

1.手术的“安全性”比“微创”更重要

在大多数病人眼中，“微创”就是指“伤口小”，甚至没有伤口，没伤口就代表着“微创”和“安全”。其实，这个认识是不正确的。站在外科医生的角度，手术的出血量少、恢复快、出院早、花费少才是真正的“微创”。就拿腹腔镜“微创”肝脏手术来说，对于没有腹部手术史、肿瘤大小以及解剖位置都合适的病人，就可以做“微创”，打几个洞就可以把肿瘤切下来。但是，如果病人的心肺功能差，不能耐受二氧化碳气腹、腹腔内反复手术后有粘连，难以暴露肝脏切除平面、肿瘤紧贴或直接侵犯大血管、肿瘤紧贴出入肝脏的大血管无法解剖者，强行做“微创”就可能导致大出血、误伤重要解剖结构等并发症，病人反而会遭受更大的痛苦，耗费更多的金钱，“得不偿失”。

2.肿瘤根治“彻底性”比“微创”更重要

随着外科技术的进步和对肝癌肿瘤生物学机制研究的日益深入，各国都已经制定了肝癌外科手术治疗的操作规范。也就是说，一个肝肿瘤，如何切得“干净、彻底”都是“有法可依”的。明明需要开腹才能“切干净”的肝癌，如果强行做“腹腔镜”甚至“射频”治疗，虽然身体表面的切口小了，但是治疗结束没多久就复发，那么这个所谓的“微创”也是失败的，更可能使病人付出生命的代价。

综上所述，“微创”一词，无论对于病人还是外科医生来说，都是需要谨慎选择的，不能为了“微创”而“微创”。

Q 问题44

哪些原发性肝癌病人适合放疗?

放疗是“放射治疗”的简称，属于局部治疗。主要针对无法手术、术后复发但无法再切除的局限性肝癌病人。放疗的适应证为病人的一般情况较好，肝功能尚可，没有严重肝硬化，没有显著黄疸、没有腹水、无脾功能亢进和食管静脉曲张。

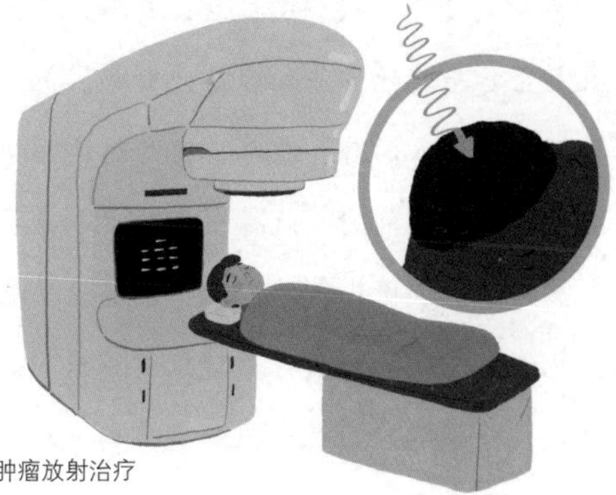

肿瘤放射治疗

问题45

中医中药适合哪些原发性肝癌病人的治疗？

中医中药是中华民族的瑰宝。目前，中医中药在临床上主要与其他方法配合治疗肝癌。例如，在手术康复期、介入治疗、放疗、化疗时运用中医中药可提高机体抗病能力，改善全身状况和症状，减轻不良反应。但中医中药治疗尚不能替代其他治疗方式，无法显著改善预后，不建议单独采用。需要注意的是，肝癌病人应在有执业资质的专业中医指导下使用中医中药，不能轻信偏方，以避免严重肝肾毒性和不良反应的发生。

问题46

哪些原发性肝癌不适合手术切除？

“这个肿瘤才4公分，为啥不能开？我邻居10公分的肝癌都切掉了。医生，你们医院水平不行吧？”“医生，他就是有点腹水，瘤子也不大，也没转移，不能靠手术切掉么？”一些原发性肝癌病人来医院门诊就诊，原本希望得到积极的手术治疗，结果却被医生告知无法手术。是不是肿瘤小，就一定能手术？只要肝癌没转移，就一定能手术？其实，这些认识都不全面、不科学。那么，什么才是影响外科手术可行性的关键因素呢？

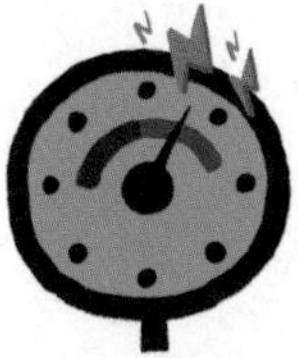
肝功能爆表

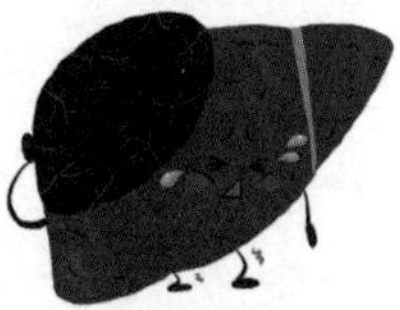
肿瘤体积过大

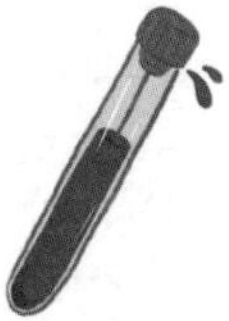
抽血显示
肝功能差

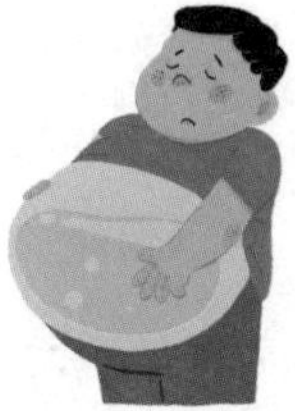
严重肝萎缩、黄疸、
大量腹水、凝血功能障碍

一般来说，肝癌切除手术是否安全可行需要从以下三个方面进行判断。

1.病人的全身情况符不符合麻醉和手术的安全标准

需要判断病人的重要脏器，例如心、肺、肾、脑等重要脏器的状况是否能耐受麻醉和手术风险，例如，合并严重的心绞痛、近期发作的心肌梗死、脑梗死、脑出血、肺气肿、尿毒症、控制不佳的高血压、糖尿病病人麻醉和手术的风险非常高，很可能在术中、术后发生严重的合并症而导致死亡。

2.肿瘤本身的情况导致无法手术

- 肿瘤发生转移：肝癌在肝脏内部已经存在多发转移，或者已经转移到肝外脏器，例如肺、脑、骨骼的广泛转移。即使切除了肝脏内部的肿瘤，也无法使病人获益。
- 肿瘤侵犯了入肝或出肝部分的大血管，导致技术上无法切除：在肝脏的入口和出口分别存在左、右门静脉和下腔静脉，肝左、中、右静脉是肝脏“大”血管，是血液入肝和出肝的途径，无可替代，因此这个位置分别被称为“第一肝门”和“第二肝门”。如果这两个部位被肿瘤广泛侵犯，或者存在肿瘤在这些大血管内蔓延生长的情况（即癌栓），在技术上往往是无能为力的。

- 肿瘤体积过大，残余肝脏体积不够：由于肝脏的生理功能十分重要，例如解毒、合成白蛋白、合成凝血因子等。如果肿瘤体积过大，或整个肝脏存在弥漫型的肝癌结节，切除过多肝脏可能导致残余肝体积不足，由此可诱发致死性的肝功能衰竭。

3.肝脏本身的情况导致无法手术

合并严重肝硬化或者肝功能失代偿期、严重的肝萎缩、严重黄疸、大量腹水、凝血功能障碍的病人，也无法抵御麻醉和手术风险。

专业的肝胆外科医生接诊每一位肝癌病人，都会对以上三个方面进行详细、科学的评估，由此来全面判断肝癌手术的可行性和安全性。随着手术设备、操作技术和药物的发展，原来的绝对禁忌证也可能变得不那么“绝对”，从而使病人获得手术切除的可能。

Q 问题47
无法手术切除的原发性肝癌该如何治疗？

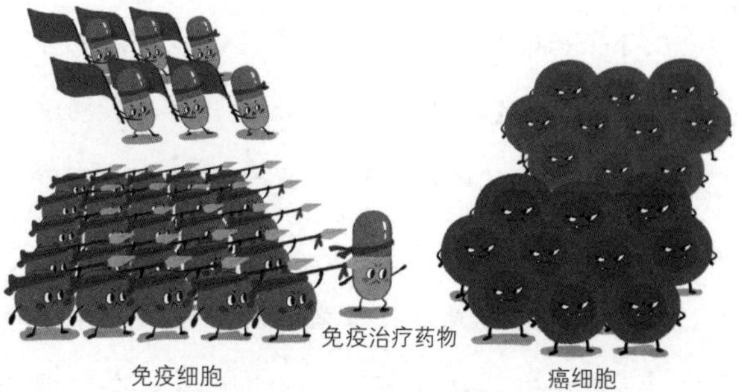

“免疫治疗药物”在指挥“免疫细胞”作战

孙女士今年50多岁，最近因为胃口明显变差，感觉乏力到医院就诊，没想到一查CT发现右肝上有一个13cm的巨大肿瘤。医生告诉孙女士的家人，由于肿瘤太大，而且孙女士的肝硬化有些严重，左侧肝脏又太小，残余肝脏体积不够，无法手术切除了。孙女士一家当即就懵了，那该怎么办呢？医生在安慰病人和家属的同时，告诉他们不要灰心，可以试试“转化治疗”，说不定肿瘤会缩小，还可能有手术机会。

抱着将信将疑却又无可奈何的心态，孙女士办理了住院。医生详细分析了孙女士的肝功能、肿瘤的解剖学特点后，为她量身定制了一套治疗方案，在几个月的时间里，先后进行了介入治疗、靶向治疗、免疫治疗。医生欣喜地发现：肝癌缩小到原来的3/5，肿瘤内部发生了大面积的坏死，肿瘤指标也相应地大幅下降，已经具备手术条件了。

在孙女士确诊肝癌后的4个多月，她积极配合医生的治疗，克服对肝癌的恐惧心理，终于成功进行了肝癌切除术，术后10余天便顺利出院，可以说是重获新生。

虽然手术切除是治疗原发性肝癌最佳的治疗方法，但至今手术切除率不足30%，这是由于肝癌起病隐匿，出现腹痛、黄疸、腹水等症状时大多数病人的肿瘤已不可切除。

“转化治疗”是近10年来兴起的疗法，是通过综合运用局部治疗（介入治疗、灌注化疗、消融治疗、冷冻治疗等）联合药物治疗（化疗药物、靶向药物、免疫药物等）、放疗等治疗肝癌的方法，使肿瘤缩小，为手术治疗创造条件。

有报道发现：采用免疫药物（PD-1抑制剂）联合靶向药物（酪氨酸激酶抑制剂）治疗，转化后可切除率高达42.4%。因此，即使最初诊断发现肝癌无法手术切除的病人，也不要丧失信心，很多病人还是可以获得有效的治疗。当然，具体运用何种“转化治疗”方法需要专业肝胆外科医生和肿瘤科医生、放射科医生等组成的多学科协作团队（MDT）予以科学评估，“转化治疗”也会有很多不良反应，这方面也需要专业医师的认真处置。

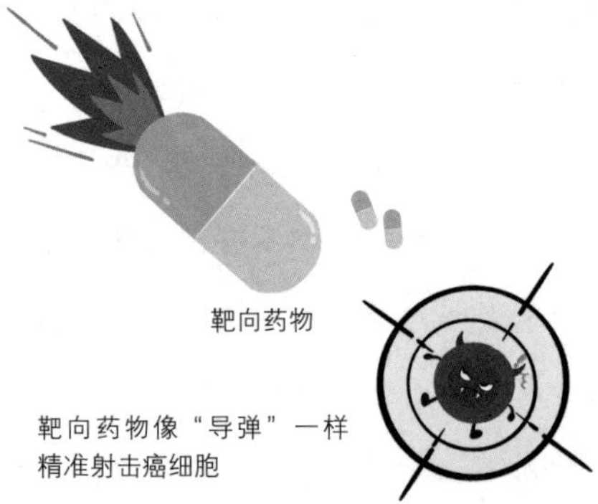

靶向药物像“导弹”一样
精准射击癌细胞

Q 问题48

什么是“转移性肝癌”？

58岁的陈先生再过两年就退休了。今年单位体检做B超却发现“右肝有4cm实性结节，转移癌不除外”。家人带着他来到医院，急切地询问医生，老陈是不是得了肝癌，而且已经转移了？医生安抚好病人和家属的情绪之后，又详细问了病史，发现老陈最近半年总是拉肚子，粪便里还混着些淡淡的血迹。医生安排老陈做了肠镜和肿瘤指标等检查，最终发现他的大肠里有一个3cm的肿瘤，病理切片提示为“结肠腺癌”。实际上，老陈得的原发性肿瘤是大肠癌，转移到了肝脏。经过仔细评估全身和肿瘤情况，老陈先后通过两次微创的腹腔镜手术，

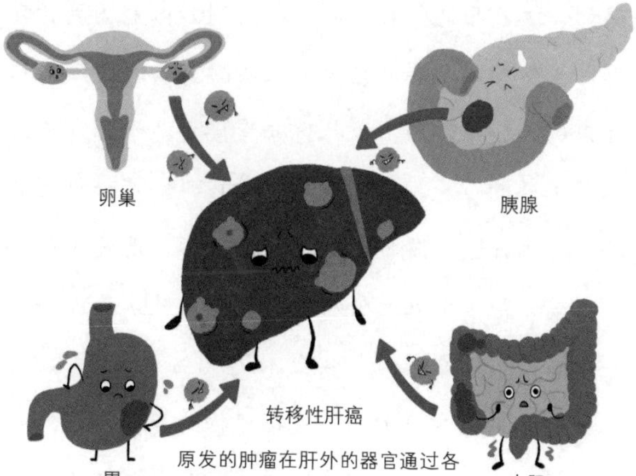

原发的肿瘤在肝外的器官通过各种途径转移到肝脏

分别切除了大肠和肝脏的肿瘤，顺利康复出院。

通过上面的例子，我们可以理解“转移性肝癌”的意思是指：原发的肿瘤在肝外器官，例如大肠、胃、胰腺、卵巢等，通过各种途径，包括血液循环、淋巴系统等转移到肝脏。例如：大肠癌肝转移，虽然肿瘤长在肝脏里，但实际上长的还是转移过来的大肠癌细胞，以此区分直接发源于肝细胞或胆管细胞的“原发性肝癌”。总的来说，“转移性肝癌”是肿瘤进入晚期的标志，病情不容乐观。在10余年前，绝大多数的转移性肝癌病人被认为失去了手术机会，只能接受以放、化疗为主的辅助治疗。但随着各种化学、靶向、免疫药物的开发以及外科技术的进步，很多转移性肝癌已能够通过转化治疗的方法控制肿瘤的生长速度，甚至缩小肿瘤，最终使病人获得手术切除肝转移灶的机会。

Q 问题49

如何判断转移性肝癌是否还有手术机会？

转移性肝癌能否手术取决于以下三个方面。

1. 原发癌对抗肿瘤药物的敏感性

原发癌的所属器官是什么对于肝脏转移癌能否切除至关重要。例如：原发于大肠的肿瘤，即使转移到了肝脏，因其对化疗、靶向和免疫治疗相对比较敏感，经治疗后肿瘤缩小的可能性很大，这种情况下比较适合手术切除肝脏转移灶。相反地，如果是原发于胰腺、胆囊的肿瘤，由于有效的抗肿瘤药物很少，考虑即使切除了转移灶，也会短期复发并且无法控制，因此不会直接选择手术切除转移灶。

2.肝外和全身转移的情况

除了肝脏存在转移，如果还有其他重要脏器，例如肺、脑、骨等也存在转移，那么仅切除肝脏的转移灶已无意义。对于消化系统的很多肿瘤，例如大肠癌，还可能同时伴有腹膜转移、大网膜和盆腔种植转移的情况，这时也不适宜行肝转移灶切除。

3.残余肝脏体积和储备功能的情况

即使全身仅有肝内的转移灶，肝切除是否可行还需要判断残余肝脏的体积是否足够，以及肝脏本身是否存在严重的脂肪肝、纤维化、肝硬化等影响肝储备功能的情况，以避免术后发生致死性的肝功能衰竭。

判断转移性肝癌能否切除需要多学科协作团队（MDT）的参与，是集合肝胆外科、消化外科、影像科、肿瘤内科、病理科等各科专家的智慧，经过详细、科学探讨后才能进行最终的决策。

问题50

大肠癌发生肝转移的概率有多高？

人体的结肠和直肠合称为大肠。随着饮食和生活习惯的改变，我国近年来大肠癌的发生率正稳步上升，已经成为死亡率第二位的癌症杀手。而肝脏是大肠癌最常见的转移器官，肝转移成为导致病人死亡的主要原因。

- 临床上，有15% ~ 25%的大肠癌病人在确诊时就发现同时伴有肝脏转移，医学上称为“同时性肝转移”。
- 有25% ~ 35%的大肠癌病人是在大肠癌原发肿瘤已经切除之后再发现的，也就是术后出现的肝转移，这在医学上被称为“异时性肝转移”。
- “同时性”和“异时性”肝转移的比例相加可知，大约有一半的大肠癌病人最终可能发生肝转移。
- 总体上，80% ~ 90%的肝转移癌在初始评估时是无法通过手术切除的，如果不加干预，肿瘤进展会十分迅速，这也是导致病人死亡的主要原因。

问题51

大肠癌是如何转移到肝脏的?

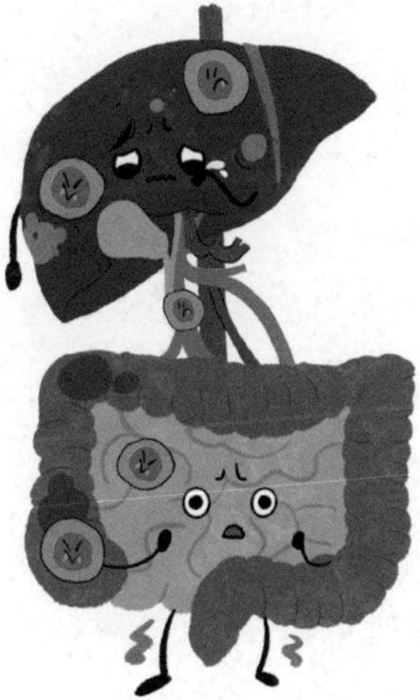

通过血液循环直接入侵肝脏

很多大肠癌病人都会有这样的疑惑，大肠是胃肠道系统的一部分，主要负责消化、排便的功能，而肝脏是人体的“解毒器官”。风马牛不相及的两个器官，大肠癌细胞是怎么跑到肝脏里去的呢?

1.通过血液循环

人体各个器官的血液都要通过心脏，然后经过肺进行气体交换，获得氧气后，最后再回流到所在的器官，这就是血液循环，是一个周而复始的过程。大肠的血流进入心脏前，需要通过它最重要的大血管通道——“肠系膜静脉”，并延续为“门静脉”进入肝脏。也就是说，大肠的血液回流，第一个经过的大器官，就是肝脏。

大肠癌在不断生长的过程中，可以“入侵”肠壁内的小血管，癌细胞脱落进入这些小血管后，就打通了血液循环的“高速公路”，汇入“肠系膜静脉”和“门静脉”这些“主干道”，最终“落地”肝脏并生长，形成肝转移灶。

2. 直接“入侵”肝脏

从形态上看，人体的大肠是一个类似于“口”字型的结构，其紧邻肝脏下缘转角处的位置被称为“结肠肝曲”。如果此处发生肿瘤，很容易“咬住”肝脏，癌细胞可以直接“入侵”肝脏而发生转移。

Q 问题52

诊断大肠癌肝转移需要做哪些重要检查？

1. 化验

（1）大肠癌血清肿瘤指标

主要检查癌胚抗原（CEA），可联合CA199、CA125、CA153、CA242、CA724、甲胎蛋白（AFP）等一起检查，如数值翻倍升高，则提示发生转移的可能性较大。检查甲胎蛋白的目的是与原发性肝癌进行鉴别。

- 注意要点：本检查无需空腹。

（2）肝功能

肝功能各指标中，谷丙转氨酶、谷草转氨酶等可反映肝细胞功能，总胆红素和直接胆红素、

γ－谷氨酰转肽酶、碱性磷酸酶等可反映肝内淤胆和胆道梗阻情况，前白蛋白、白蛋白等可反映营养储备情况。以上肝功能指标对于需要手术的病人而言是最基本的评价指标之一。

- 注意要点：检查前需空腹6～8个小时。

2. 影像学检查

（1）B超及超声造影

- 优势：是临床用于初筛肝转移最经济、最便利的检查手段。当诊断困难时，也可通过超声定位下的细针穿刺肿瘤取得直接的病理学证据。
- 劣势：对1cm以下的小转移灶检出能力较CT或磁共振稍差。超声造影可弥补这一缺陷。当转移灶位于膈顶或肠道积气、腹腔粘连显著时，可能会漏诊。B超检查的质量受操作者技能水平的影响较大。
- 注意要点：检查前需空腹6～8个小时。

（2）薄层增强CT

- 优势：对1cm以下的小转移灶检出能力很强。
- 劣势：存在辐射，孕妇等特殊病人不适宜行该检查。
- 注意要点：检查前需空腹6～8个小时。

（3）增强磁共振

- 优势：对1 cm以下的小转移灶检出能力很强，与CT类似。最新的普美显（钆塞酸二钠作为造影剂）磁共振在诊断微小转移灶方面更具优势。当普通增强CT或磁共振诊断困难时可考虑普美显磁共振。
- 劣势：价格稍贵。某些基层单位可能不具备磁共振检查设备。

- 注意要点：检查前需空腹6～8个小时。病人体内如有金属植入物，例如金属假牙、心脏支架和起搏器、骨钉等，需要咨询和告知放射科操作人员，视情况确定是否适合磁共振检查。

（4）PET-CT

- 优势：利用肿瘤糖代谢高于普通组织的成像机理鉴别诊断肿瘤。不仅能显示肝内的转移灶，对于大肠癌原发灶和有癌细胞转移的淋巴结亦能显示。
- 劣势：价格昂贵。某些基层单位可能不具备检查设备。
- 注意要点：检查前需空腹6～8个小时。

3.病理学活检

在上述影像学检查无法鉴别肝转移灶时，可在B超、CT或磁共振的定位下进行穿刺，获得转移灶的组织进行病理诊断。

- 优势：能获得组织病理学依据，是转移灶的诊断金标准。
- 劣势：是有创操作，当肿瘤生长过快，发生坏死时，穿刺到的组织不一定包含肿瘤细胞，有一定的假阴性概率。
- 注意要点：不是常规检查，仅在无法确诊时使用。检查前需空腹6～8个小时。

Q 问题53 大肠癌肝转移有什么症状?

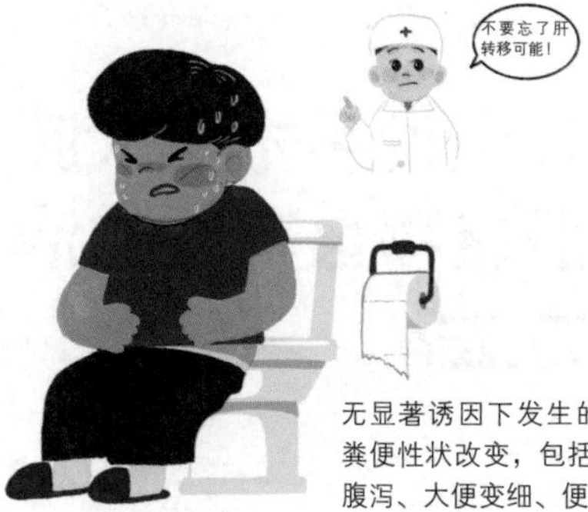

无显著诱因下发生的排便习惯和粪便性状改变，包括：便意频繁、腹泻、大便变细、便中混血等

从病理学角度看，“大肠癌肝转移”是大肠癌已处于晚期的标志。但是，如果转移灶体积尚小，转移灶的个数也不多，肝转移灶本身并不会引起特别的症状，因此容易被忽略。当肝转移灶体积巨大，或肝内充满转移灶时可引起肝功能损害，导致黄疸、腹水和凝血机制异常引起的牙龈出血、皮肤淤血等症状，此时一般已经失去手术治疗的机会。

与之相比，早、中期大肠癌的相关症状更值得警惕，例如：无显著诱因下发生的排便习惯和粪便性状改变，包括：便意频繁、腹泻、大便变细、便中带血等。若出现固定的腹部包块、消瘦、胃纳差、腹水等症状，则提示大肠癌可能已经扩散到腹膜、盆腔乃至全身。

总而言之，若出现早、中期大肠癌的相关症状，应积极检查。一旦确诊大肠癌，应立即检查是否存在肝转移，避免错过最佳的治疗时机。

Q 问题54

为什么说手术是大肠癌肝转移最有效的治疗方法?

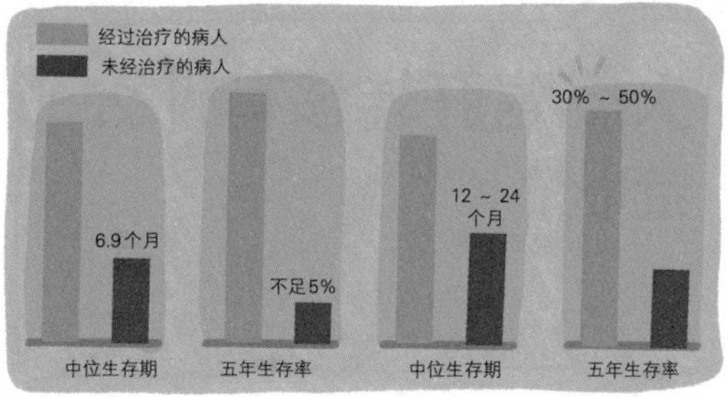

大肠癌肝转移有诸多治疗方法，包括手术、化疗、消融等。其中，手术是最有效的治疗方法。研究数据表明：

- 未经任何治疗的大肠癌肝转移病人，其中位生存期仅6.9个月。
- 未做手术或失去手术机会的大肠癌肝转移病人，其5年生存率不足5%。
- 未做手术仅行化疗者，中位生存期仅12 ~ 24个月。
- 肝转移灶能完全切除的大肠癌肝转移病人的5年生存率可达30% ~ 57%。

确诊大肠癌肝转移后，病人和家属有逃避心理和惧怕“开刀”的想法是很正常的现象，但病人应尽快走出心理阴影，积极面对，及时手术，以免错过最佳的治疗窗口期，必要时可向心理科医生寻求帮助。

Q 问题55

确诊大肠癌同时发现肝转移，先切大肠还是先切肝？

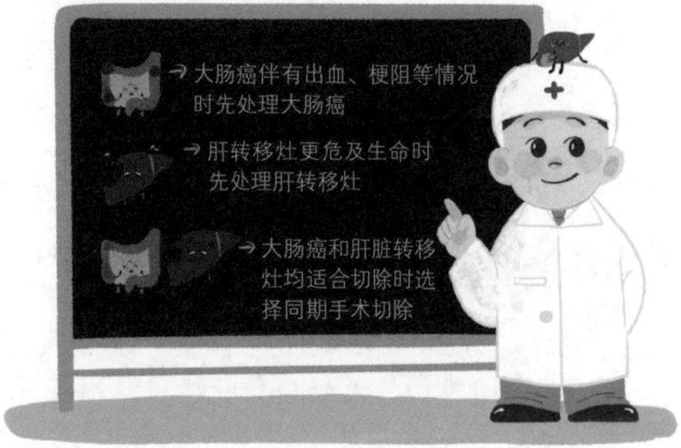

与一般肿瘤的手术不同，大肠癌肝转移涉及大肠的原发癌和肝脏的转移癌两个部位。那么，究竟是先切肝脏？还是先切大肠？有没有可能一起切除呢？

要确定这个问题的答案，医生一般会通过以下几个方面来评估。

1.病人的全身情况是否能耐受麻醉和手术

没有心脏病、高血压、糖尿病等基础疾病的青中年病人同时切除两处癌灶的可能性较大。而体弱多病、心肺功能较弱的老年病人，分步切除可能更为安全。

2.可考虑同时切除大肠癌和肝转移灶的情况

- 大肠癌和肝转移灶体积较小，二者所处解剖位置均便于完整切除，肝脏转移灶位于肝脏边缘，切除后剩余肝脏体积足够，预估手术创伤较小，风险较低。

尽管通过一次手术切除两个部位的肿瘤是病人、家属和医生都希望达成的美好愿望，但是有研究表明，同期切除手术的并发症和病死率可能高于分阶段手术，必须经过科学、严谨的术前评估，选择需慎重。

3. 不建议同时切除大肠癌和肝转移灶的情况

- 大肠癌肝转移病人，接受急诊条件下的大肠癌手术，例如穿孔、梗阻等。
- 相比结肠癌，直肠癌的手术难度和创伤更大，因此对于确诊直肠癌同时发现肝转移的病人不建议同时切除。

4. 可考虑优先切除肝转移灶的情况

大肠癌原发肿瘤较小，容易切除，近期没有出血、肠梗阻、肿瘤破裂、肠穿孔风险；与此同时，经专业的肝胆外科医生和多学科协作团队评估，肝脏转移灶的解剖位置不理想，或肿瘤生长较快，若肝脏转移灶不及时切除有错过最佳手术机会或大幅增加术中出血和术后并发症风险的情况下，可考虑优先切除肝转移灶。

5. 可优先考虑切除大肠癌的情况

肝转移灶的体积较小，不涉及肝内重要结构，容易切除；与此同时，经专业的胃肠外科医生和多学科协作团队评估，若大肠癌近期发生出血、肠梗阻、肿瘤破裂、肠穿孔风险较大，此时可考虑优先切除大肠癌。

临床上，如何选择大肠癌肝转移的手术方式是一个较复杂的问题，需要多学科协作团队共同决策和确定。

Q 问题56

确诊大肠癌同时发现肝转移，哪些情况下不建议直接手术？

确诊大肠癌同时发现肝转移，如果医生评估后有以下情况是不建议直接做手术的。

1. 病人的全身情况无法耐受麻醉和手术

病人年老多病，有药物控制不佳的高血压、糖尿病、心脏病、慢性支气管炎、肺气肿、肝肾功能不全等。重要脏器的功能达不到安全麻醉和手术的标准。

2. 大肠癌无法根治切除

大肠癌的瘤体较大，侵犯周边组织，如输尿管、盆腔、腹膜等，无法通过外科手术切除干净，达不到根治标准。

3. 肝转移灶不适合切除

- 肝内转移灶数量过多，技术上无法彻底切除，或残余肝脏体积不足，切除后易导致肝功能衰竭的病人。
- 转移灶体积巨大，技术上无法切除，或切除后残余肝脏体积不足，易导致肝功能衰竭的病人。

- 虽然转移灶体积不大，但肿瘤侵犯了肝内主要的大血管，一旦切除无法维持正常的解剖结构和生理功能，技术上不可行。
- 肝脏合并严重的脂肪肝或肝硬化等病变，肝功能显著受损，评估后不适宜手术者。

4.除肝转移外还有其他无法治疗的转移灶

通过评估，发现除肝转移灶外，病人的肺、脑等其他脏器以及骨骼也存在无法有效治疗或控制的转移灶。

Q 问题57

大肠癌肝转移病人切除转移灶后还会复发吗?

据统计，有超过50%的大肠癌肝转移病人在初次切除肝转移灶后复发。超过3/4的病人，复发发生在术后2年内。其中，术后6个月以内就复发的称为“早期复发”，可能提示预后不良。

- 初次肝切除后，肿瘤复发的部位中，排第一位的仍是肝脏，其次是肺。
- 有研究表明，大肠癌原发灶的长径大于3cm、有淋巴结转移、基因检测提示*RAS*突变的病人更容易复发，其预后也相对较差。
- 针对肝转移二次复发进行再切除是安全的，且对病人的预后有益。
- 与初次发现肝转移相比，由于定期随访，发现的复发灶往往更小，且多为单发灶，有利于肝切除术的施行。
- 针对复发及时治疗的关键在于：初次肝转移灶切除后一定要按医嘱严格随访，及时发现复发灶。

Q 问题58

大肠癌肝转移术后应该如何随访?

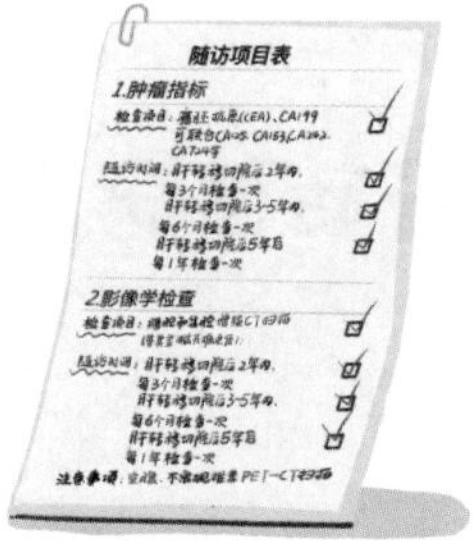

由于肝转移灶切除后仍存在较大概率的复发可能，密切随访是及时诊断和治疗复发的主要手段。主要项目和随访时间如下。

1.肿瘤指标检查

- 检查项目：癌胚抗原（CEA）以及CA199，可联合CA125、CA153、CA242、CA724等。
- 随访时间：肝转移切除后2年内，每3个月检查一次；肝转移切除后第3～5年，每6个月随访一次，肝转移切除5年后，每年一次。

2.影像学检查

- 检查项目：腹腔和盆腔增强CT扫描或肝脏MRI增强扫描（普美显磁共振更佳）。
- 随访时间：肝转移切除后2年内，每3个月检查一次；肝转移切除后第3～5年，每6～12个月检查一次；肝转移切除5年后，每年一次。
- 注意事项：需要空腹。不常规推荐PET-CT扫描。

Q 问题59

“射频/微波消融治疗”能替代手术治疗大肠癌肝转移吗？

“射频消融”和“微波消融”是近年来兴起的肝肿瘤局部治疗技术。两者的原理相似，即在超声、CT等影像学技术的定位和引导下，将射频或微波针插入瘤体内，通电后，通过射频或微波能转化成热能，像微波炉加热食物一样，使肿瘤内部发生凝固性坏死。

消融技术的优势在于：可经皮穿刺消融，也可在开腹手术或腹腔镜手术下进行治疗，创伤也相对较小。但必须指出的是：消融技术只是一种局部治疗技术，出于安全考虑，消融产生的能量和范围在仪器设计之初就被严格限定。相比原发性肝癌，许多转移性肝癌（包括大肠癌肝转移）的瘤体更坚硬，因此有研究认为消融只适合小于3cm的肿瘤。

理论上，消融术一次可治疗最多3枚小于3cm的肿瘤。但实际应用中，受限于肿瘤多发、瘤体毗邻肝内重要脉管结构、肋骨遮挡、肺和胃肠气体遮盖、大肠癌切除导致的腹腔粘连等情况，能在局部麻醉条件下，经体表穿刺，可靠、安全地将所有转移灶消融的情况并不多。因此，消融技术不能替代外科手术治疗大肠癌肝转移，更多情况下是作为辅助治疗手段用于以下情况。

1.配合肠癌肝转移灶手术切除治疗

转移性肝癌的特点是多发转移灶常见，易复发，大肠癌肝转移也不例外。因此，转移性肝癌的手术原则是在切干净肿瘤的同时保留尽可能多的残余肝脏，以便肿瘤复发再次肝切除时有足够的肝体积储备。

通过手术切除肝脏边缘或表浅的转移灶的同时，对于体积较小，但位置深在的转移灶进行可靠的消融治疗，以达到避免大范围肝切除、保留足够肝体积储备的目的。

2.初次肝转移切除后复发，但不需要或不适合再次手术的复发灶的治疗

大肠癌肝转移初次肝切除术后，有超过50%的病人会复发。随访时发现的小复发灶（小于3cm），经过评估，不毗邻肝内大血管，有适合的穿刺角度，且能达到可靠消融效果者可选择该项治疗。

3.减少无法手术切除的大肠癌肝转移病人的肿瘤负荷

晚期大肠癌肝转移病人一般肝内肿瘤的数量过多或体积过大，已无法切除。经多学科协作团队分析讨论后，对某些关键部位的转移灶进行消融，损毁或控制其生长速度，减少肿瘤负荷，能够避免其进一步侵犯胆道、大血管等重要结构导致黄疸或癌栓的发生，为辅助治疗争取时间。

Q 问题60

除了肝转移，还有其他部位转移的大肠癌怎么办？

肝脏是大肠癌最容易转移的器官，但肺、腹腔、骨等其他部位的转移也很常见。临床经验表明，病人全身情况满足麻醉和手术安全性的前提下，可以同期或分阶段将其他部位的转移灶切除，也可采用消融、介入等局部治疗手段控制肿瘤的进展。如肿瘤转移过于广泛，则应及时、积极地选择新辅助治疗，为外科治疗争取机会。

总之，以目前各种治疗技术和药物的发展水平，存在其他部位的转移并不是“绝望的终点”，仍应积极面对。

Q 问题61

为什么能手术切除的大肠癌肝转移有时也要先化疗？

李先生今年确诊了大肠癌，并且CT提示已经发生了肝转移。李先生在一所三甲医院肝胆外科找了专家就诊，专家告诉他，目前肝转移可以切除，但还是建议先去肿瘤科做化疗。李先生的女儿也是知名大学毕业的研究生，就诊前已经在网络上查阅了大量资料，知道肝转移不是手术的禁忌证。她反问医生:“既然可以切除，那为啥不先切？再说，化疗不是手术做完以后才用的吗？”她甚至怀疑这个医生是不是在诱导病人过度治疗。了解到家属的顾虑后，医生解释说：“李先生的肝脏里有3个转移灶，其中一个体积较大，而且邻近肝脏的一根大血管，虽然目前可以切除，但需要一起切掉这根大血管，这样可能要一下子损失大约40%的肝脏，虽然剩余的肝脏还够用，但是手术创伤很大、并发症风险也高，不安全，不划算。而且从CT看，大肠癌原发灶周边的淋巴结也有转移的可能。先做化疗的话，一来可以看看肿瘤是不是对抗肿瘤药物敏感，方便术后确定合适的药物治疗方案；二来，这个化疗只用2～3个疗程（2～3个月），如果化疗有效，肿瘤缩小，到时候只要局部挖掉这个肿瘤就可以了，不需要再切40%的肝脏了，从这几个转移灶的解剖位置看，即使化疗效果不好，2个多月的治疗时间也不会影响到手术的实施。”其实，上文中的

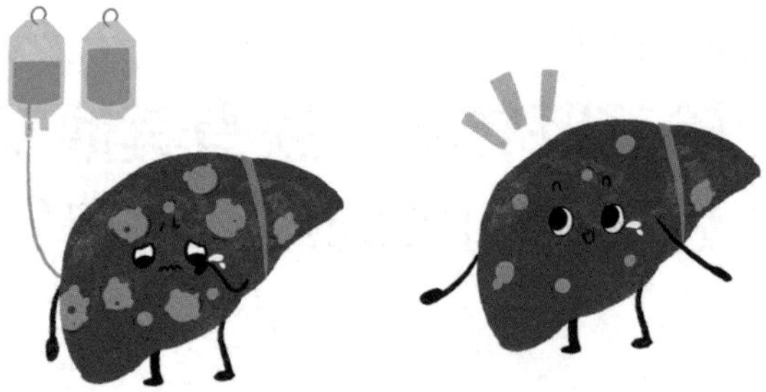

经过药物治疗，肿瘤变小啦

“化疗”是指“新辅助化疗”，一般是在切除肿瘤前使用的。这名病人家属的顾虑，来源于她对“新辅助化疗”这一概念的不了解。

我们熟知的传统意义上的化疗，又称为辅助化疗，一般是在肿瘤根治术完成后，运用静脉或口服的抗肿瘤药物进行治疗的手段，其目的是清除体内残存的癌细胞，预防复发和转移。由于肉眼可见的

肿瘤已经被切除，药物只起辅助作用。

新辅助化疗是最近10余年内发展起来的治疗方式，它是指经多学科协作团队评估病情后，在手术前进行的化疗，主要用于肝转移灶虽可切除，但肿瘤体积大，或数量较多，预估在技术上可能出现极限切除而影响手术安全性，术后短期复发概率高等情况。这时，选择新辅助化疗，对于大肠癌肝转移病人有下列积极作用：

- 新辅助化疗为医生提供了“观察窗口期”，观察在抗肿瘤药物治疗期间有无新发的、无法切除的转移灶的出现，如果出现，则可以避免没有必要的手术。
- 大肠癌对抗肿瘤药物的敏感性较高，新辅助治疗可增加“手术切干净”，即医学上称为“R0切除”的概率，同时增加术后残肝的体积，避免做过大的肝切除手术。
- 新辅助化疗可作为评价抗肿瘤药物方案敏感性的依据，指导术后用药的选择。
- 新辅助化疗的疗效，也是判断大肠癌肝转移病人预后好坏的重要依据。

当然，新辅助治疗也可能会带来不同程度的肝功能损伤、转移灶消失导致术中无法定位切除，以及肿瘤进展等情况。这时需要多学科协作团队医生的科学评估，及时完善治疗方案。

Q 问题62

无法手术切除的大肠癌肝转移怎么办?

56岁的万女士2年多前确诊了“大肠癌”并做了手术。术后万女士恢复得很快，因此术后她没有按医生的要求做化疗，也没有定期随访。近1个月来，她觉得肝区隐隐作痛，便到医院检查。令她沮丧的是，已经发生了肝转移，医生告诉她，目前肝脏里有6个转移灶，现在做手术切除，剩余的肝脏肯定不够，会发生肝功能衰竭。万女士心灰意冷，连连说:“不治了，不治了。”医生安慰了好一阵，和她说:“万女士，您的全身状态很好，营养状况也不错，可以尝试下转化治疗，有很多接受转化治疗的病人最后都获得了手术机会。”万女士将信将疑，不过在家人的鼓励下，还是积极配合医生的治疗。经过3个月的化疗，万女士的6个转移灶都显著缩小了，通过计算，残肝体积已经足够。在医患双方的努力下，万女士的肝转移灶被悉数切除了。

据统计，仅有15%～20%的大肠癌肝转移病人在初诊时有肝切除的机会。这主要是由于转移灶过多或体积过大导致切除后残肝体积不够引起的。由于大肠癌对于化疗药物的敏感性较高，初诊时判定为不可切除的转移灶可以尝试化疗，观察肿瘤有无显著的缩小、坏死等改变，最终从“不可切除”转化为“可切除”。这就是“转化治疗”的概念。其实，“转化治疗”本质上也属于“新辅助治疗”的范畴。这两种概念的提出，标志着肿瘤的治疗从“外科开刀”与“用药化疗”两个“井水不犯河水”的时代跨入了手术和药物融合运用的“综合治疗的时代”，这是对肿瘤本质认识的一大进步。由此，不仅是大肠癌肝转移，既往认为手术和药物治疗效果都不佳的癌中之王“胰腺癌”“胆囊癌”等，也有不少成功通过“转化治疗”获得手术根治、延长生命的案例报道。

因此，即使是面对晚期的肿瘤肝转移，病人也不应放弃战胜病魔的信心！

问题63
经肝动脉灌注化疗在大肠癌肝转移中的治疗价值是什么？

既往认为，大肠癌是通过门静脉转移至肝脏的，转移灶的主要营养血管也是门静脉，因此通过肝动脉途径进行介入治疗并不合适。但随着药物和技术的进步，一些介入技术，比如经肝动脉灌注化疗等也有了相应的临床应用进展。

1. 大肠癌肝转移的预防

对于确诊大肠癌但尚未发生肝转移的病人，如大肠癌原发灶的浸润程度较深或有淋巴结转移（临床分期Ⅲ期），同时无急诊情况（出血、梗阻或穿孔）者，可通过介入治疗技术，将化疗药物（5-氟尿嘧啶+奥沙利铂等）经肝动脉和肿瘤区域动脉分别灌注，然后在7～10天后再行大肠癌切除。研究数据显示，该方案对Ⅲ期大肠癌有一定的预防肝转移的作用。但目前的治疗指南尚不作为常规治疗推荐。

2. 结直肠癌确诊时合并肝转移的新辅助治疗

大肠癌原发灶无急需处理的情况（出血、梗阻或穿孔），但存在淋巴结转移可能；肝转移灶虽可切除，但体积大、数量多、预估切除技术上有较大困难时可选择新辅助化疗，此时可联合肝动脉灌注化疗作为治疗方案。

3. 肝转移灶切除术后的辅助治疗

肝转移灶完全切除后应当进行辅助化疗。对于肝切除术前已经接受过肝动脉灌注化疗且有效者，术后也可考虑同时再次联合灌注化疗。

Q 问题64

什么是大肠癌肝转移的靶向治疗？

与传统“化疗药物”相比，“靶向治疗”精准针对肿瘤细胞，像“导弹”一样精准打击敌人指挥部。

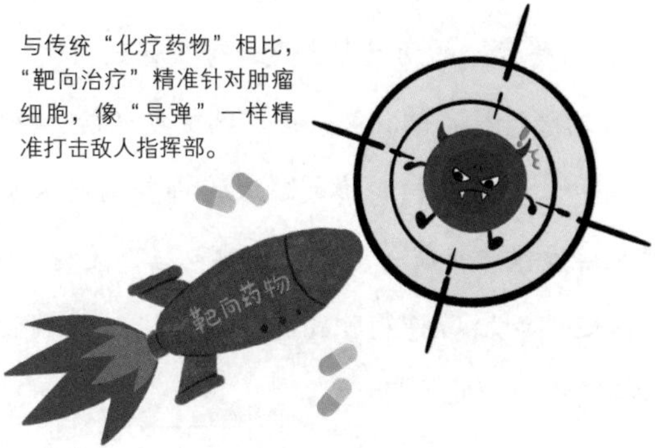

靶向治疗，顾名思义就是以肿瘤为“靶点”进行精确治疗。所谓“靶点”，是指肿瘤细胞表达的特定的分子蛋白，好比射击训练用的“标靶”。而靶向药物与这些“靶点”结合后，能够开启一系列复杂的“生物学程序”，进而阻止肿瘤细胞的生长甚至杀灭它们。靶向药物的种类有很多，可以作用于肿瘤生长的各个环节，例如：抑制肿瘤增殖、干扰细胞周期、诱导细胞分化、抑制肿瘤转移、诱导肿瘤凋亡，以及抑制肿瘤血管生成阻断营养供应通道等。

与传统的“化疗”相比，靶向治疗的优势是可以精确针对肿瘤细胞，而对正常细胞影响较小。“靶向治疗”就像“导弹”，可以精准打击敌人的指挥部，而传统的大剂量化疗，就好比“无差别轰炸”，在杀伤敌人的同时也会误炸无辜百姓。

大肠癌肝转移的相关靶向药物主要包括：抑制肿瘤血管生成的药物和酪氨酸激酶抑制剂两大类。前者包括贝伐珠单抗等。后者主要包括西妥昔单抗等，通过抑制激酶抑制肿瘤增殖，促进肿瘤凋亡，从而起到抗肿瘤的作用。

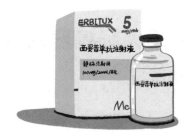

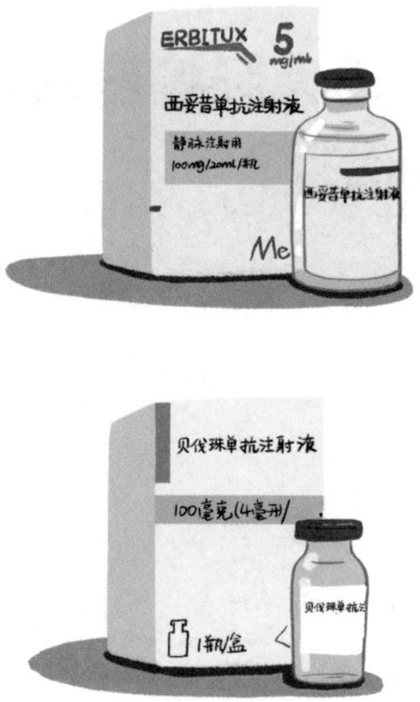

靶向药物

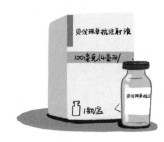

Q 问题65

为什么结直肠癌肝转移病人需要做肿瘤基因检测？

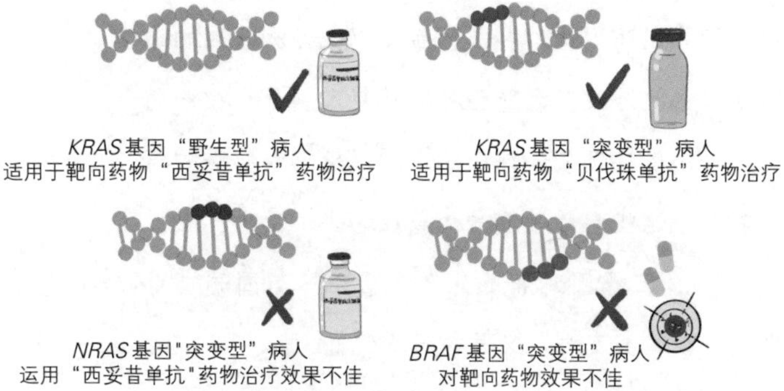

*KRAS*基因“野生型”病人
适用于靶向药物“西妥昔单抗”药物治疗
*KRAS*基因“突变型”病人
适用于靶向药物“贝伐珠单抗”药物治疗
*NRAS*基因"突变型”病人
运用“西妥昔单抗"药物治疗效果不佳
*BRAF*基因“突变型”病人
对靶向药物效果不佳

罗先生是一名中学物理老师，今年61岁，刚做完大肠癌肝转移手术，恢复很顺利，不到10天就出院了。罗先生在出院前对医生说：“现在我状态很好，应该几周后就可以用化疗药和靶向药了吧？”医生笑着回答道：“到底是知识分子，都查过一遍了吧？没错，是可以用，但是我们还要等一个病理报告，看看用什么药适合您。”手术后2周，罗先生查到了自己的病理报告，发现除了描述肿瘤大小、淋巴结情况的语句之外，还有很多“英语密码”，什么*KRAS*、*MSI*，还有野生、突变、阳性、阴性之类的，学物理的老罗再也搞不明白，焦急地去门诊找医生。医生看后，说：“对，罗先生，我们等的就是这些‘英语密码’，您的后续靶向治疗方案可以定下来了。”

这些“英语密码”，就是大肠癌术后的基因检测结果。主要用于判断化疗药物和靶向药物的耐药性，指导用药方案、判断预后，以及预测基因的遗传性。也就是说，大肠癌肝转移病人用什么靶向药物？大约生存预期如何？病人后代罹患大肠癌的概率多大？这些问题的答案就藏在这些“密码”里。

那么，基因到底是什么意思呢？基因的“野生型”和“突变型”又是指什么呢？

通俗地说，基因涵盖了人体的所有遗传信息，掌控生、长、衰、病、老、死等一切生命现象的演进。在化学组成上，基因是由一个一个被称为“核苷酸”的分子“手拉手”相连而成的序列。如果一个基因的“核苷酸”序列和多数正常人的排列和组成方式一致，就称为“野生型”；若其中有“核苷酸”的组成或者排列方式发生异常变化，与正常人不同，就可以称为“突变型”，后者往往和疾病、肿瘤以及抗癌药物的耐药有关。

1. 与靶向药物耐药相关的基因

- *KRAS*基因：是最重要的癌基因之一。该基因的“突变型”和临床上常用的“酪氨酸激酶抑制剂”类靶向药物——“西妥昔单抗”的耐药有关。“西妥昔单抗”适用于*KRAS*基因呈“野生型”的病人。“突变型”病人用该药无效，应选择“肿瘤血管生成抑制类”靶向药物——“贝伐珠单抗”治疗。
- *NRAS*基因：与*KRAS*基因相似，该基因“突变型”的病人，运用“西妥昔单抗”治疗效果不佳。
- *BRAF*基因：与大肠癌的靶向治疗耐药也有关，靶向药物对该基因“突变型”的病人效果不佳。

2.与化疗药物耐药和判断预后相关的基因

MSI/dMMR：MSI是英语microsatellite instability的缩写，翻译成中文是“微卫星不稳定”。那么，这个“微卫星”和“不稳定”又是什么意思呢？“微卫星”是指在正常细胞的基因组中，存在着一串重复“排队”的“手拉手”“核苷酸”分子序列。但肿瘤细胞中，这些“手拉手”的队伍可能被其他“外来”的“坏人”“插队”或者“自己走丢”，这个现象就被称为“微卫星不稳定”，它是肿瘤细胞的一项重要特征。

为什么在正常细胞中，“微卫星”是稳定的，而在肿瘤细胞里就“不稳定”呢？这是因为正常细胞内存在基因错配修复（mismatch repair, MMR）功能，能识别及修复基因序列中的“坏人”并将他们踢出队伍，使得队伍“成员”“恢复正常”。肿瘤组织，包括大肠癌出现MSI现象则是基因错配修复功能有缺陷（dMMR），无法把“外来”的“坏人”踢出队伍造成的。当然，由于不是所有的癌症都存在“微卫星不稳定”，因此根据生物学家根据其出现的频率对MSI进行了定义和分类：

中文全称	英语全称（英语缩写）	定　义
微卫星稳定性	microsatellite stability（MSS）	未检测出微卫星突变
低频微卫星不稳定性	low-frequency MSI（MSI-L）	微卫星突变检测出的频率低
高频微卫星不稳定性	high-frequency MSI（MSI-H）	微卫星突变检测出的频率高

（1）高频微卫星不稳定性（MSI–H）的意义：病人预后更好，不易发生转移。但与此同时，该类病人对常规的氟尿嘧啶类化疗药物效果欠佳。免疫药物PD–1对这类病人的效果较好。

（2）微卫星稳定性（MSS）：此类病人易发生化疗药物的耐药。免疫药物PD–1对这类病人的效果也不佳；且癌症病情往往进展快、易发生转移，预后不佳。

（3）低频微卫星不稳定性（MSI–L）：介于MSI–H和MSS之间。

3.病人后代罹患大肠癌遗传风险——林奇综合征筛查

林奇综合征（Lynch syndrome）是一种家族性遗传病，患此综合征的病人有罹患多种癌症的风险。其病因就是胚系突变导致的基因错配修复功能异常。林奇综合征病人及其家族成员易发生结直肠癌、子宫内膜癌、卵巢癌等。

随着科学技术的日新月异，相信在不久的将来，大肠癌肝转移用什么药物治疗？治疗效果如何？病人的预后如何？这些问题的答案在治疗前都可以得到精准地回答。

Q 问题66 肝肿瘤手术结束后需要注意些什么?

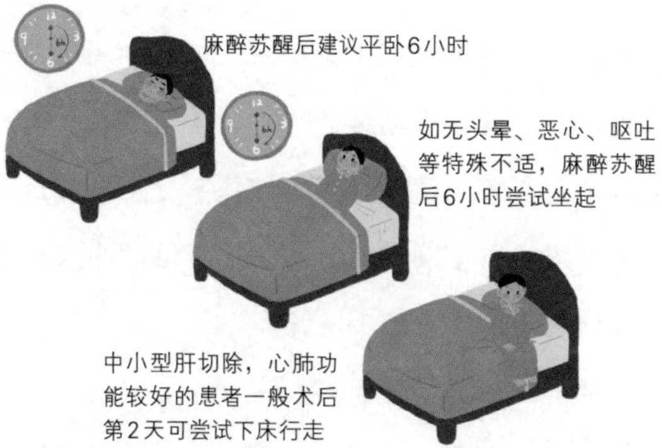

麻醉苏醒后建议平卧6小时
如无头晕、恶心、呕吐等特殊不适，麻醉苏醒后6小时尝试坐起
中小型肝切除，心肺功能较好的患者一般术后第2天可尝试下床行走

做完肝肿瘤手术之后，很多病人和家属都有这样的困惑：要不垫枕头平躺多久？什么时候能坐起来？什么时候能下床走路？什么时候能吃东西？什么时候能出院？

1.麻醉苏醒后需要去枕平卧多久？

一般而言，肝脏的手术都需要全身麻醉。麻醉苏醒后，建议平卧6小时。期间如有呕吐，头部需转向一侧，避免呕吐物进入气管和肺部导致肺炎或窒息。

2.什么时候能坐起来？

中、小型肝切除术后，如无头晕、恶心、呕吐等特殊不适，心肺功能尚可的病人可在麻醉苏醒后6小时尝试在床上坐起。大型肝切除术，如术中出血量较大，病人体质虚弱，生命体征尚需观察者仍建议平卧。

3.什么时候能下床行走？

中、小型肝切除术，特别是腹腔镜微创肝切

除术后，心肺功能较好的病人，一般术后第2天即可尝试下床行走。高龄、体力较差的病人在可自行坐起的前提下，建议在家属搀扶下行走。有出血等严重并发症、重度贫血、高热等不适的病人，建议在病症改善前尽量卧床。

4.什么时候能进食？

中、小型肝切除术，没有附加特殊消化道重建的病人，最快术后6小时麻醉清醒后就可少量饮水。但一般情况下，术后第2天或听从医生的嘱咐更安全。病人恢复排气后，可从流质饮食开始，根据每天查房的医嘱，逐步放开饮食。

5.什么时候能够出院？

病人的出院时间需要根据手术的难度、肝切除的范围、有无并发症等决定。恢复顺利的中、小型肝切除术，最快术后5～7天就可出院。

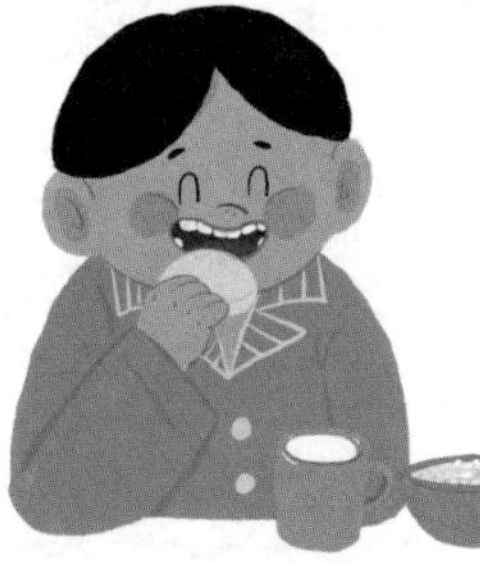

最快术后6小时麻醉清醒后少量饮水，以医嘱为准，从流质开始逐步开放饮食

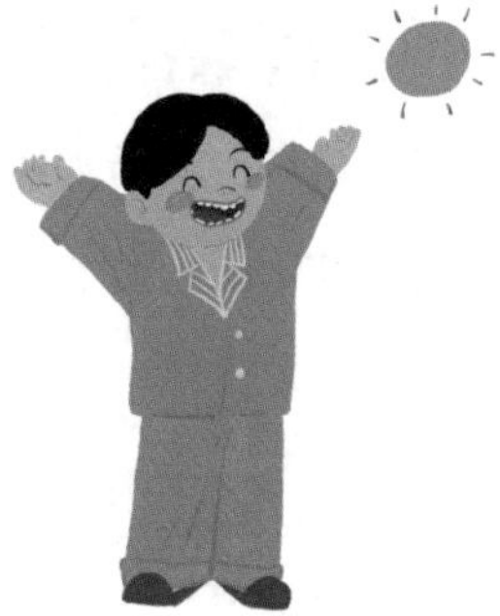

根据手术难度、肝切除范围、有无并发症等决定，恢复顺利的中小型肝除术，最快术后5~7天可出院

Q 问题67

肝肿瘤手术后如何加快康复速度？

肝肿瘤手术做完后，很多病人希望自己能加快康复速度，尽早出院享受美好的生活。这里给大家提供几点有用的建议。

1.有痰的病人鼓励咳嗽、咳痰、拍背

有慢性支气管炎、肺气肿的病人，经全麻的肝切除术后呼吸道内往往会产生大量的黏痰、甚至脓痰，这是导致肺炎、肺不张、缺氧的重要危险因素。术后在医护人员的指导下主动咳嗽、咳痰，配合翻身拍背以及化痰药物的使用可有效使肺部复张，排出痰液，减少肺炎和缺氧的发生。呼吸道症状的改善是恢复体力活动的最大前提。

2.适当鼓励活动和行走

根据自身体力恢复情况，适当鼓励病人在床上活动或下地行走。适当的活动有利于血液循环的恢复，能够防止深静脉血栓和肺栓塞的形成，有利于早期恢复排气以及伤口的愈合。

3. 调节情绪，保持积极乐观

病人在肝切除术后仍然会有对并发症、远期疗效、治疗费用等各方面的担忧，这些都是人之常情。此时应适当分散注意力，调节情绪，努力保持乐观心情。如自身难以调节，应主动向床位医生倾诉。目前综合性医院都设置了临床心理科，可请心理科医生介入，指导心理康复。

问题68

肝肿瘤手术后到底该怎么吃？

很多病人朋友经常会问医生：出院后我到底该怎么补？是天天甲鱼、海参？还是吃蛋白粉？还是灵芝孢子粉？鸡蛋能不能吃？海鲜能不能吃？牛奶一天喝多少？等等问题，不一而足。

其实，肝切除手术后，如果胃肠道功能正常，无需“大补特补”。总的科学饮食原则是：适当补充营养，以高质量的蛋白为主，适当补充脂肪，注意协同补充维生素和微量元素等即可。

1. 补充高质量的蛋白质

鸡蛋白，瘦肉，新鲜的虾、鱼、蟹肉等均含有高质量的蛋白质。注意烹饪方法以蒸、煮等方法为优。若病人胃肠功能差，也可通过牛奶、蛋白粉等途径补充蛋白质。

2.适当补充脂肪

脂肪也是人体所需的营养要素之一，但对于肝切除术后的病人，应尽量避免过量摄入过于油腻的食物，尽量避免煎、炸、炒等方式烹饪的食物，以防止加重肝脏与胃肠道的负担。

3.注意新鲜水果蔬菜的摄入

新鲜的水果蔬菜含有丰富的维生素和微量元素。糖尿病病人要适当减少摄入含糖量高的水果，以科学控制血糖水平。

4.关于中药进补

中药对于增强机体免疫力，改善胃肠功能、减少放化疗的不良反应有一定作用。但建议病人前往

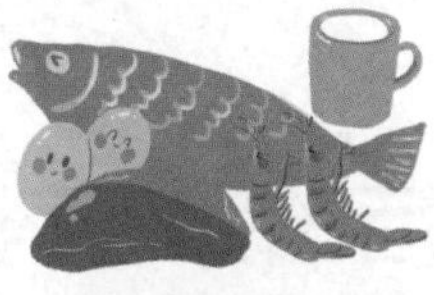
补充高质量的蛋白质

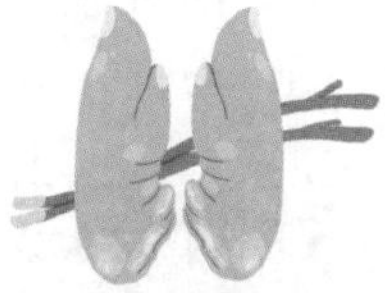
适当补充脂肪

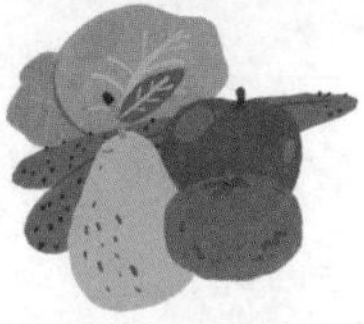
注意新鲜水果蔬菜的摄入

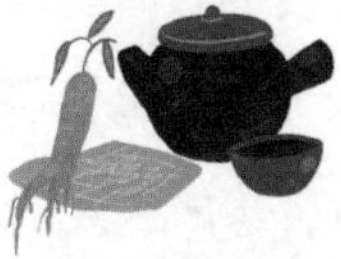
请专业医生开具药方进行中药进补

专业的中医专科医院或综合性医院的中医科开具药方，并及时关注服药后肝、肾功能有无损害。

总之，肝肿瘤手术后应以病人自身胃肠功能、血糖、血脂、蛋白等营养情况为评估标准，适当、合理补充营养，加快肝脏各项功能的恢复速度。

问题69

肝肿瘤手术后该如何科学锻炼？

肝肿瘤术后如何进行锻炼也是病人非常关心的问题。总体而言，应按循序渐进、量力而行的原则进行科学锻炼。

肝肿瘤手术属于大手术的范畴，尽管目前腹腔镜技术已广泛用于肝脏手术，但肝切除后大量蛋白质的丢失、各种并发症的恢复仍然需要一定的时间。因此，体育锻炼应循序渐进，逐渐增加运动量。

1.术后1周～1个月

应以保证伤口安全愈合、营养状况恢复为首要原则。建议以散步、深呼吸、原地活动等轻度体育运动为主。尽量避免进行广场舞、跑步、蹬车、负重等增加腹内压的体育活动，以避免营养大量消耗、伤口裂开或切口“小肠气”（切口疝）的发生。

2.术后1个月～半年

可逐渐增加散步的时间和路程。适当进行广播体操等运动也是不错的选择。但仍不建议剧烈的跑步、负重、武术或长时间的广场舞等运动。

3.术后半年以后

有体育运动基础的病人可以逐渐增加运动量。慢跑、慢骑自行车、轻度旅行、太极拳等均是不错的运动项目。

问题70
肝肿瘤手术后的随访应注意哪些事项?

1.熟记随访的时间、内容和注意事项

应按医嘱记录每次随访的时间和主管医生门诊的开设时间；及时关注门诊时间有无调整、取消等。每次应随访的内容也应明确，例如："抽血"检查（血常规、肝功能、肿瘤指标）、影像学检查（B超、CT、磁共振等）、内镜检查（胃镜、肠镜等）。如需要检查肝功能和B超、CT、磁共振等，需要空腹6～8个小时。如需要做肠镜检查，则应注意泻药的服用效果，肠道有无粪渣排出。

2.注意保存和记录每次检查的结果

病人在每次随访后，应将自己的检查报告及时粘贴在医保就医册上。对于肿瘤指标、肝功能等项目，应及时记录每次的数值，以及完成该项检查前后的用药方案（如同时在进行放、化疗，靶向治疗、辅助治疗等），以便比较变化趋势，评估治疗效果，及时发现复发等情况。

致谢

作为长期奋斗在肝胆外科临床一线的中青年医生，我们发现“肝结节”和“肝肿瘤”的病人普遍焦虑和不安，主要原因就是他们缺少相关的医学背景知识，无法厘清“肝结节”和“肝肿瘤”之间的关系。病人常常在互联网和自媒体上自行查找相关信息，但这些信息良莠不齐，对指导科学就医毫无裨益，且还会造成过度治疗或延误治疗，严重影响他们的正常生活。

鉴于此，我们以“肝结节”和“肝肿瘤”的分类为基础，把门诊遇到的病人最关心的问题和就医需求作为标题，通过通俗易懂的“问答形式”，系统性地介绍有关科普常识，这样有利于病人轻松、科学地理解这些知识，也能减少就医时的医患沟通障碍。这就是我们编写本书的初衷。

在本书付梓之际，我们衷心感谢所有关心、支持和帮助我们的人。

首先感谢同济大学附属第十人民医院的沈兵院长，李颖川书记，普外科房林主任，胃肠外科刘忠臣主任、庄成乐副主任，门急诊办公室耿益民主任，宣传处杨静处长和干事李琳老师等的大力支持和悉心指导！

其次我们要感谢同事和朋友们，特别是上海交通大学医学院附属新华医院肿瘤内科的马飞副主任医师，作为本书的主编和审校者之一，向我们提供了许多详实的学术资料和宝贵的建议，让本书更加完善。

最后我们要向同济大学出版社和编辑表达我们的谢意，他们为提升本书的质量和顺利出版付出了辛勤的努力。

本书编写组

2024年3月